体温を上げる料理教室

いまの健康法は間違っている正しい食事に変えなさい

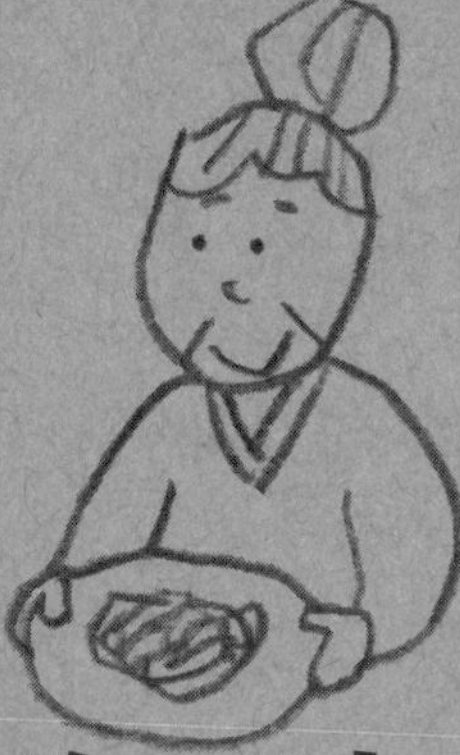

若杉友子

致知出版社

体温を上げる料理教室

体温を上げる料理教室

目次

第三章　先人が教える食養の知恵

第四章　食べていいもの悪いもの
～健康に生きるための食事の工夫

エピローグ　温故知新
～伝統の食文化に則った生き方が日本人を元気にする

装　幀――渡邉　民人
（ＴＹＰＥＦＡＣＥ）
イラスト――須山奈津希
本文デザイン――中川由紀子
（ＴＹＰＥＦＡＣＥ）
編集協力――柏木　孝之

プロローグ

あなたの「食歴」は大丈夫？

最初にばあちゃんの自己紹介から

最初にばあちゃんの自己紹介をします。私は結婚してから、子育てのかたわら川の掃除や一人暮らしのお年寄りへのお弁当配り、病院のシーツ替えや手作り石けん運動などのボランティア活動をしていたの。そのときマクロビオティックの創始者・桜沢如一《ゆきかず》の本に出合って、「食養」という考え方を知ったんです。

桜沢の陰陽の話が面白く、食養料理にも興味を持って勉強を始め、平成元年には「命と暮らしを考える店」の看板を掲げて、穀物菜食のお料理教室や勉強会を開いていました。それが口コミで広がり、結構繁盛していたの。

でも、「F1の種」という人工的に作り替えられた交配種があるのを知ったことをきっかけに、野草料理の勉強をするようになって、独学で、食べてもいい草、悪い草、アクの取り方などを全部覚えたんです。野草は人が手をかけなくても力強く根を張って伸び、コンクリートを持ち上げたり、めくったり、割ったりするでしょ。そのすごさに脱帽したの。

その頃、「不耕起（耕さない）、無肥料、無農薬」の自然農法を提唱された福岡正信先生とご縁をいただきました。そのとき、「私はきっと何十年後かにこういう生活を送っている」と直感したの。そうしたら十六年前に京都の綾部の山奥に古民家を見つけて、移り住むことになったというわけね。今も農作業をしたり、野山を駆け巡って草を摘んで、自給自足の生活をしています。

年はとうに七十を越えているけれど、メガネなしに新聞も読むし、補聴器がなくても全く不自由しない。スクワットも七十回はできるし、縄跳びも百回くらいは跳べる。それに髪の毛は生まれてこのかた一度も染めたことがない。一汁一菜、米と味噌汁と漬物中心のいたってシンプルな食生活だけど、野草の命をいただいているからこんなに元気なの。

今は食べる物があふれるほどあるけれど、間違った食生活で病気になっている人が本当に多い。元気のない子どもも多いでしょう。食生活を早く改めないと日本は大変なことになるって、ばあちゃん、本気で心配しているんですよ。

カロリー栄養学でどうして子どもが弱くなっているの？

最近、体の調子が悪いって訴える人が増えていますね。なんかだるいとか、集中力がないとか、気力がわかないとか。うつ病になる人も多いですね。

子どもはアレルギーやアトピーで苦しんでいるでしょう。それにちょっと転んだくらいで骨折するし、骨が弱くなっていますよね。

若い子たちも便秘や貧血や低体温の人が多いでしょう。生理や排卵、精子の数が少なくなって、子どもも産めなくなっている。産んでも母乳が出ないお母さんが多いよ。

今の子どもたち、若い子たちは豊かな日本に生まれ育ってきているでしょう。昔と違って、栄養は十分に行き渡っているし、牛乳やら乳製品やらカルシウムのたくさん入った食品を摂っているはずなのに、どうして簡単に骨折してしまうのだろう。貧血や低体温になってしまうのは、おかしいと思いませんか？

これはすべて、戦後にいいとされてきたカロリー重視の栄養学が間違っていたためだと、ばあちゃんは思うな。人間の健康ってカロリーだけでは測れないっていうこと。

今の世の中は、教育とメディアと科学が中心になってコントロールされているように思うんだけど、たとえば教育が一〇〇％正しかったら、学力低下なんか起こらないし、青少年犯罪も起こらないはずでしょう。

でも、実際はそんな子たちが増えている。ばあちゃんに言わせれば、それはやっぱり食べ物がおかしいからですよ。ちゃんとしたまともなものを食べていないから、集中力が続かなかったり、すぐにキレてしまうんじゃないのかな？

本当にカロリー栄養学が正しくて、学校の給食や家庭の食事が間違ったものでなければ、明るくて元気でかしこいはずなのに。

お母さんたちのお腹から五体満足じゃない子どもが生まれているし、今、そんな子がすごく増えているのは食物に問題があるはずでしょ？　それに気づいてほしいですね。

病気の原因はあなたの「食歴」に隠されている

「ローマは一日にして成らず」という言葉を知っているでしょう。人の健康もこれと同じよ。何か健康にいいものを食べたとか、運動をしたからといって、そんな一足飛びに元気になるわけじゃないですよね。

今まで長い間、間違った食事をしていて健康を損ねていたのだから、今日から食事を改めたとしてもすぐに元に戻るわけじゃない。「一週間、玄米を食べているけど体調があまりよくない」と言う人がいるけれど、一週間で体調がよくなるほうが不思議ですよね。

「食歴」という言葉があるんだけど、聞いたことない？ 健康にしても病気にしても、みんな食歴がつくっているんですよ。たとえば二十年食べてきて病気を作った人は二十年の食歴があるの。病気はその人が食べてきたものの総決算。たかが食べ物、されど食べ物。

今の人たちはなんでも即効薬を求めるでしょう。頭痛の薬を飲んで五分くらいで痛みが止まった――そういうのをほしがるんだね。今の薬は化学物質だから危険だと、ばあちゃんは言いたいんですよ。長年積み重ねてきた結果病気になったんだから、そう簡単によくなるわけない。病気は間違いなく自分が食べたものに原因があり、その結果なんだから、自分がどんな食生活をしているかを見つめ直すチャンスなんですよ。

今日の朝食は何を食べた？　お昼は？　夜は？

肉ばかり食べているんじゃない？　お菓子やインスタント食品はどう？

一度振り返ってみてちょうだい。なんとなく調子が悪い人、アレルギーの人、もっと重い病気になっている人、その原因は間違いなく「食歴」にあるはずです。

その原因を突き止めて、食生活を直していかない限り、健康は取り戻せないとばあちゃんは思うな。

その方法をこれから教えるから、よーく聞いてくださいね。

第一章

間違った食の常識が病気を作る

変わってしまった日本人の食習慣

今は日本中の人が半病人みたいなことになっていますね。貧血、冷え性、低体温、便秘症、低血糖症、低血圧症、花粉症などのアレルギーやアトピー……こんな半分病気のような人が増えているでしょう。

ばあちゃんが子どもの頃には、そんな人たちはほとんどいなかった。どうしてこんな世の中になったんだろう？　昔は農家が多くて、ほとんどの家が自給自足をしていたでしょう。食事にしても、ご飯、味噌汁、惣菜一品に漬物という「一汁一菜」が当たり前だったですね。

お金の面では貧しかったから、質素倹約が当たり前で、服なんかも破れたら継ぎをあてて着ていたし、使い回しは当たり前でした。それに、何から何まで手作りが当たり前だったんです。

ばあちゃんの子ども時代は、家を建てるときだって、家族、親戚に近所の人たちが集まって、みんなで助け合って建てていたし、すごい団結力で、何をやるのも楽しかった。頂き物があれば、必ず向こう三軒両隣に「おすそわけ」をしていました。そういう機会に近所の人たちといろんな話をして、今でいう情報交換をしていたのね。

今のように物があふれてはいなかったけれど、犯罪は滅多になかったし、子どもはとても元気で生き生きとしていました。大人たちも、そんな子どもたちから元気をもらって活気がありました。

それが変わったのは戦後になってからですよ。占領軍がパンとミルクを日本に持ち込んで、全国の津々浦々で学校給食が始まった。あの頃は「米を食べるとバカになる」とか「日本人は栄養が足りないから小さい」なんて言われたものです。

それで生活改善をするというので、パン、ミルク、肉、卵などが推奨されて、そのうち普及したテレビでも化学調味料やタンパク質を摂るためのお菓子のコマーシャルがバンバン流れていました。

それを素直に受け入れた結果、今のような日本人になったというわけですね。

肉食と砂糖が体をどんどん狂わせている

人間というのは三六・五度の体温を持っているはずなんだけど、今の日本人には三十四、五度の低体温の人が多いんですよ。それで冷え症だ、貧血だって騒いでいる。どういう理由でそんな低体温になってしまったかと言えば、それは肉をたくさん食べるからなんですよ。

あとで詳しく話しますが、この世の中はすべて陰と陽からできています。そして肉というのはすごく陽性が強い食べ物で、肉食をすると体がカッカと熱くなります。そうするとその反動で、人間の体は正直だから、体を冷やす強い陰性の食べ物を求めるのです。砂糖、果物、アイスクリームといったものをね。

それで陰と陽のバランスをとっているんです。陰と陽は引き合っていて、陽性が極まれば陰性がほしくなるし、陰性が極まれば陽性がほしくなって、体がシーソーをやってバランスをとっているんですよ。

要するに、肉と砂糖で体が狂っているわけ。今どきの言い方で言うと、肉も砂糖も酸性食品で血液を汚してしまうでしょ。肉を食べた後にデザートで甘いものを食べるなんて、悪循環で最悪ですよ。

血液が酸化して、血のめぐりが悪くなって、体を冷やす病気へ偏ってしまうわけね。肉と砂糖は陽性と陰性でバランスがとれていたって、体のバランスは完全に崩れてしまうのよ。

今、私の料理教室に来る人で体の具合が悪いと言ってくる人のほとんどは冷え症よ。手も足も触ると冷たい。でもこれ、ただ手や足だけが冷たいんじゃなくて、全身の血液が冷たくなっている。血液って上から下まで私たちの体をめぐっているでしょう。

肉から離れられない人、甘いものから離れられない人は多いと思うけれど、早くその食生活を改めなかったら、死ぬまで病気と縁をもって苦しむことになります。これは、ばあちゃんからの忠告です。

カロリー栄養学がもたらした生活習慣病

戦争に負けた日本人は西洋の栄養学を信じて、そのまま受け入れてしまったんだけど、それにはさっき言った「教育」と「メディア」と「科学」の影響も大きかったんです。肉はスタミナをつける、卵は完全栄養食品、牛乳はカルシウムがたっぷりで骨を強くして背を高くするって教育で洗脳されたから、素直に信じてしまったわけですね。

西洋の栄養学は「一日三十三品目、二千四百キロカロリーを摂りなさい」と日本人に教えたわけだけれど、それをよく考えると、旬がない、身土不二がない、夏の盆と冬の正月もなく、春夏秋冬の物を毎日食べることになる。自然の法則や秩序を破るから病気するしか手がないわけです。それどころか、栄養学が病気の一里塚になっている。それがほんとに正しかったら、今のように生活習慣病が問題になるわけはないでしょう。アレルギー、アトピーの子どもが多いのはどういうことなのか考えてもらいたいですね。

日本人がどうしてカロリー栄養学に傾倒したかというと、やっぱり体格が西洋人に比べて小さかったからでしょう。確かに今の日本人は背も伸びたけれど、それと引き換えに病気になったり弱体化してしまったのではしょうがないですよ。

戦後の日本人はタンパク質が足りないと言われてタンパク質をどんどん摂りました。その結果どうなったかと言えば、ガン、心臓病、脳梗塞、糖尿病と、タンパク質と脂肪の摂りすぎに由来する病気が蔓延《まんえん》しているでしょう。日本人はタンパク質を摂るのをやめなくてはいけないんだよ。ばあちゃんはそれを一所懸命伝えているわけです。

カルシウムにしても同じこと。「カルシウムを摂れ」って言われて牛乳を朝昼晩ガブガブ飲まされているわけでしょ。それなのに骨粗鬆症《こっそしょう》がものすごく増えている。これはどういうことなのか？　物事は単純に考えればいいんです。牛乳は牛の血からできたものでしょ。牛の子の飲み物で、人間の飲み物ではないんですよ。

日本には日本人の体質や精神や生理に合った伝統的な食文化があります。先人が残してくれたその食文化をもう一度見直すことで、昔の日本人の体力や精神力を取り戻し、昔のように元気でガッツのある日本の国に戻ってもらいたいもんですよ。

子どもには牛乳より味噌汁を飲ませなさい

カロリー栄養学の間違いに気づいていない人が多いから、今の子どもたちはオギャアと生まれたときから、病気のもとになるものを食べさせられているといってもいいでしょうね。病院ではまずミルクを与えるでしょう。ミルクというのは、人工的に作られた異種タンパクで、お母さんのおっぱいとは含まれる成分が違うんですよ。

お母さんのおっぱいにはアルブミンというタンパク質が含まれているけれど、牛乳にはカゼインという、カルシウムの吸収を助けるタンパク質が含まれています。

なぜカゼインが牛乳にたくさん含まれているかと言えば、牛の子とかヤギの子とか馬の子を見てみればすぐわかる。あの子たちは、生まれたら数時間のうちに立ち上がり、二、三日もしたら歩いたり走り回ったりするようになるでしょう。そんなに短い時間で動き回るために早く骨を作っているわけです。外敵から逃げて身を守らなくちゃいけないから、早く成長をしているんですね。

でも、人間の子は違うでしょう。オギャアと生まれたばかりの赤ちゃんがすぐに這い出すようなことはないでしょう。六か月、七か月、八か月という時間をかけて、少しずつ這うことができるようになる。ということは、母乳に含まれるアルブミンというタンパク質は、ゆっくり成長することを助ける働きを持つわけです。だから、人間はゆっくり育つようにできているんです。それなのに「牛乳はカルシウムが豊富だから飲みなさい」と小さなうちから飲まされる。子どもの体にはそれに対応していく能力がないから、カルシウムが過剰になってしまって、結局、病気につながっていく。それがアレルギーとかアトピーというものになって体に出てくるわけですね。

それじゃあ、アレルギーやアトピーにならないようにするにはどうすればいいのか。そのためには、朝食に牛乳とパンはやめて、お茶と味噌汁とご飯という日本の伝統的な食事に戻せばいいんです。昔から続いてきた伝統的な食習慣をやめた結果として、赤ちゃんから老人までが病気をするようになったんでしょう。真理は簡単。あんまり簡単すぎてわからなくなっているんだから、おかしな話なんですよ。

塩分を控えめにすると活力も失われてしまう

今の栄養学では、減塩をすごくすすめているでしょ。でも、この減塩が貧血、冷え症、低体温、便秘症の人を増加させているの。塩分を控えたら絶体絶命ですよ。

人間は高塩動物だから、昔の人は一日に三十グラムくらいの塩気を摂っていました。それで、精神的にも体力的にもバリバリ元気だったわけでしょ。みんなが塩分を十分に摂っていたから、世の中が元気だったわけですね。

肉とか砂糖は貴重品だったし、ほとんど摂っていなかったけれど、塩気のものをよく食べていたから活力があったんです。

梅干や沢庵《たくあん》を毎日食べていたし、煮物も〝煮しめ〟と言って、しょっぱかった。だから、何日ももったんです。今はお正月にお煮しめを作るけれど、ああいう煮しめを日常でも食べていたわけですね。

陰陽で言えば、塩気を持っている陽性の魚にも陽性の塩を振って、それを陽性の火で焼いて、そのうえから陽性の醤油をかけて食べていました。塩気をどんどん足して食べていたんですね。陽陽陽だから、みんな明るく元気だったんですよ。

わかるでしょう？　減塩というのは、貧血や冷え症になることを促進しているようなものですよ。そんな人が増えると、社会から活気が失われてしまうんです。

味噌でも醤油でも、今は減塩ばやりだけど、それではむしろ体は虚弱になって、弱体化されていくだけですよ。

味噌や醤油、自然塩、梅干などには、体温を上げ、新陳代謝を活発にして、血をきれいにする働きがあります。また、これらには造血作用があって、心臓に血液を送る静脈の流れを活発にするから、人間に活力を与えるわけですね。

だから、減塩なんてする必要はない。自分がおいしいという適塩にして食べることなんですよ。

豆腐や納豆が健康にいいというのは間違っている

豆腐や納豆というのはアルカリ性食品で健康にいいって言われるでしょ。植物性の良質なタンパク質がたくさん含まれているから毎日食べてもいい、と薦めるお医者さんもいるようだけれど、人によっては健康を損ねるから注意してください。

豆腐は「豆が腐る」と書くでしょ。確かにタンパク質は豊富に含まれているけれど、陰陽で言えば陰性で体を冷やす。これは豆腐にたくさん含まれるカリウムという陰性の元素の働きなの。夏の暑いときの冷奴《ひややっこ》は体を冷やしてくれるのでいいとしても、真冬に食べると体の中からしんしんと冷えるので、寒がり屋になってストーブやコタツが欠かせなくなってしまいます。ついでに言っておくと、子どもが高熱を出したときは豆腐を手当てに使うと早く熱が下がります。これは食養では常識。

昔の人も大豆や豆腐は食べていたわけだけど、食べ方を考えてみてください。大豆を炊くときには、昆布とかニンジンとかレンコンとか、いろんな具材をたっぷり入れて、火にかけてしっかり炊いていたし、豆腐にしても味噌汁に入れたりするでしょう。そうやって陰と陽を調和させていたわけですね。でも今は、健康にいいからと言って、大豆だけでハンバーグを作ったり豆乳を飲んだりしているでしょう。

「納豆はどうかしら？」と聞く人がいるけれど、納豆に含まれる納豆キナーゼは豆腐の窒素からできる悪い菌で、血液を破壊してしまうんです。お醤油を作るときも、納豆キナーゼができるとお醤油の味が落ちてパーになってしまう。だから、納豆キナーゼを作らないように毎日こまめに手を入れないといけないのです。

確かに大豆は「畑の肉」と言われているように、体にとっていい働きもします。でも、それはじっくり時間をかけて醤油にしたり味噌にしたときに「食薬」になるっていう話なの。納豆は発酵食品だから体にいいんじゃないの？　と言うけれど、あれは人工の納豆菌を使って短時間で大量生産しているから、むしろ体には悪い。

昔の人は大豆のおいしさと怖さを体験的に知っていたから、理に適《かな》った食べ方をしていました。そういう知識を持っていた昔の人は偉かったんですよ。

冷え症の人は納豆や豆腐を食べてはいけない

貧血、冷え症、低体温、便秘症、低血糖症といった人たちが、減塩をして大豆製品を食べたら、手足が冷えるだけじゃなくて、痺《しび》れてきます。毛細血管に血が通わなくなるから、痺れてくるわけです。

私は今七十三歳だけど、まだ手は温かいですよ。肉食の人はカッカと熱いけど、私は肉を食べないからほのかに温かい。なぜかと言うと、塩気のものを食べているから。人間は三六・五度という体温を持っているのだから、私はこれを失いたくない。そのために常に塩気のものを食べるように心がけています。それで元気でいられるわけですね。

最初に少し書いたけど、目も耳も悪くないし、歯も全部自分の歯で食べている。髪もいまだかつて一度も染めたことない。白髪はちょこちょこ出てきているけど、ほとんど黒いままです。体も床につくほど柔らかいし、縄跳びだって七十くらいは跳べる。みんなびっくりするけど、これは私の「食歴」の成果だと思いますね。

よく中学生の子どもたちが学校の先生に連れられて家に来ていたけど、そういうときに、縄跳びやスクワットをして見せると、「おばあちゃん、すごいわ、僕ら体が硬くて痛くてできない」と驚いていましたね。その中学生たちの手を触ってみると、みんな冷えているんですよ。

ばあちゃんは塩気をとって生きているから、お陰さんでそんなに寒がらないでいい。冬でもカイロのお世話になることはないですしね。

結局、食べ物さえ陰と陽をしっかり押さえていれば、冬の寒さも無事に過ごすことができる。大事なのはそこなんですよ。

そのためには、何が体を冷やすのか、何が体を温めるのか、それをしっかり知らなくてはいけない。だから、甘いものや果物、生野菜、減塩、大豆製品といったものをやめることなんです。

砂糖の摂りすぎは、物忘れ、うつ病の原因になる

砂糖は「溶血性食品」と言って、陰陽で言うと陰がすごく強い（極陰）。そして血液を汚して、血管をもろくしてしまいます。それから陰性のものが脳に行くと脳細胞がやられて、忘れっぽくなる。物忘れするというのは砂糖のせいですね。そう思ったら食べたくないんじゃない？

今はうつ病が増えているでしょう。これも砂糖の害ですよ。さらに言えば、砂糖よりももっと恐ろしいアスパルテームなどの合成甘味料の弊害ね。合成甘味料は、今やスナック菓子や市販の弁当のおかずをはじめ、ダイエット食品にも、チューインガムにも、アイスクリームにも、チョコレートにも、あらゆる商品に使われるようになっています。大量生産、大量消費しているから要注意。

自分では砂糖を摂っているつもりはなくても、こういう合成甘味料が含まれているか

ら厄介ですよ。それらが脳細胞を破壊しているんです。だから、できるだけ外食はしないほうがいいし、ご飯は家で作って食べるようにしてほしいんです。お昼も、お弁当を作って持っていくようにしたほうが安全でしょうね。

昔の人はだいたい日の丸弁当だったのよ。お弁当箱にご飯を詰めて梅干を真ん中に入れて、隅っこに海苔の佃煮か漬物かキンピラごぼうを少し入れたくらいだった。「ご飯三口にお菜が一箸」という小笠原流の食事礼法があるんだけど、日の丸弁当はまさにそれに当てはまるわけです。

今の子どもの弁当箱を見てごらんなさい。ご飯が少しに、おかずばかりが並んでいるでしょう。一日三十三品なんていうから、一所懸命おかずを増やしているわけですよ。でも、ばあちゃんに言わせれば、それは毒を食わせようとしているのも同然ね。

しかも、コンビニのお弁当は電子レンジで温めるでしょう。電子レンジは栄養素を全部破壊しちゃうよ。「安くて、早くて、便利で、手軽」というのが今の風潮だけど、不自然なことをすれば、必ず食歴となってそれに見合った症状や病気が次々と表れるから御用心。

菜食主義は健康にいいというのは大きな間違い

肉はダメ、甘いものはダメというけれど、菜食主義の人（マクロビアン）は、動物性のものは一切食べずに野菜類を食べているのに体が冷えて、一般の人と同じく貧血、冷え症、低体温の人が多い。マクロビオティックもまた、現代の食べ物の本質がわかっていないんだね。だから、病気になる人も多いんです。

マクロビオティックの創始者の桜沢如一は、戦前から日本人の体力や精神力がどんどん悪くなり日本の国も悪くなることを見通していたから、戦後、精力的に食養を日本に広めたんです。食養の考え方はやがて世界に渡り、それが逆輸入されて今のマクロビオティックがあるわけです。

私はよくマクロの人に言うのだけれど、必ずしも玄米菜食が体にいいというわけではないんですよ。まず玄米の炊き方から間違っている。ほとんどの人は高圧の圧力釜で炊いているでしょう。圧力釜の中はものすごい高圧になるから、生の玄米をさっと洗って水をちょっと入れれば柔らかい玄米ご飯が炊き上がるけど、普通に玄米を炊くには前の晩から水に浸けておかないと炊けません。その手間が大切なんです。

高圧で炊いた玄米を食べると血液が酸化して、玄米食をしていても白髪の人がものすごく多い。普通の食事をしている人と同じ人が多いんですね。玄米菜食の人たちはジャコ一匹食べていないんだから真っ黒で当然なはずなのに、どういうわけか。不思議ですよね。

どうしてだろうって深く考えてみて、ああ、そうか、とわかった。高圧で炊いた玄米を食べていると、髪の色が脱色しちゃうんだなと思ったの。髪の毛は中国の漢方医学では「血余《けつよ》」と言います。髪の毛も血液からできるので「血余」と呼ぶのね。だから、玄米菜食は血が酸化して体によくない生活なんだなとわかるわけです。

玄米菜食をしているのに病気になった人は、桜沢先生が残した陰陽で食べ物の本質を知ることですね。せっかくこんな素晴らしい食養の考え方を日本人に残してくれているのに、高圧釜で玄米を炊くなんて間違ったことをしている。これも誠に残念な話ですよ。

有機栽培だから安全だとは限らない

それからもう一つ、玄米菜食をしているというものの、本当に体にいいものを食べていないのではないかということ。「とんでもない。ちゃんと有機栽培の野菜を食べています」と言うけれど、有機栽培なら体にいいなんて大きな間違いです。

有機は農薬や化学肥料を使わない代わりに鶏糞や牛糞を使っているでしょう。その鶏や牛が自然に生えている牧草を食べて育っているのなら問題はないけれど、大半は人工の合成飼料で薬漬けになって飼育されているわけです。その糞を粉末にして畑に撒いて野菜を栽培しているんだから、それも怖いんですよ。

そういう人工飼料を使っている鶏舎や牛舎のまわりは臭くて鼻が曲がりそうになりますよ。ところが最近は、餌の中に脱臭剤を入れて臭わなくしているのだから恐れ入ります。それから成長ホルモン剤とか女性ホルモン剤をいっぱい与えられている。恐ろしいことですよ。

そういう仕組みをすべて理解して栽培している野菜なら安全だけれど、なかなかここまでの追求はしない人が多いでしょう。だから、ばあちゃんなんかはどうしても自分で作ったものが一番安心だって思ってしまうの。

あとは季節の野草を摘んできて、茹でて、今日は胡麻和えでもしようかな、おひたしにしようかな、と自分の中で自由自在に考えてやっています。

玄米菜食にこだわりすぎると、頭の中が四角四面になって外の世界が見えなくなっちゃうから、かえって病気になってしまっている人たちも多い。病気になって玄米菜食にしたほうがいいと言われて、もっと悪くなる人もたくさんいますよ。

だから、有機栽培、玄米菜食だから安心というわけではないんです。桜沢が食の陰陽をしっかり残しているんだから、食養の勉強をしてしっかり実践さえすれば、これほど素晴らしいものはありませんよ。ガチガチにとらわれるのはよくありません。

F1種子は生命力のない危険な種

F1種子というのはハイブリッド品種とも言うけれど、種が科学によって人工的に操作された一代交配、つまり命が一代限りで次世代へ続いていかない種のことを言います。昔の種というのは、たとえば大根なら大根を作ったときに、その中の一番いいものから採った種でした。だから、すごくいい子種を残したの。

人間や他の生物も同じだけれど、いい種を次世代に残していかないと必ず廃《すた》れてしまいます。だから、種はちゃんと未来に続くものでないといけないのに、F1種子は一年こっきりの命で、そこから種をとって次の命を育てることができないんです。

私も一度種をもらって大豆を育ててみたことがあるけれど、初めは茎も葉もぐんぐん育って「すごいな」と思いました。でも、そのうち幽霊のようなぼんやりした花がついたはいいが、なかなか莢《さや》や実はつかない。ようやく莢がついたと思ったら、豆のないペッタンコな大豆ができました。あのときは腰を抜かすほど驚いた。要するに命が宿っていないわけね。調べてみると、今は日本のほとんどの農家がＦ１の種を使っていることがわかった。

ばあちゃんは以前、料理教室のとき野菜は自分で作ったものを使っていたけど、足らない分は農家から仕入れていたの。その購入先の有機栽培農家に足を運んで、「種は買っているんですか？」と聞いたら「メーカーから買っているよ」って。ほとんどの農家は季節ごとに種苗会社から種を買って育てているんだね。しかも、日本で売られている種の九割以上が輸入されたもので、そのほとんどがＦ１種子。これらは種子消毒されているから、余計に危ない。

今は日本に限らず、世界中の民族がＦ１の種を握らされているんですよ。そんなものを食べ続けて元気になるはずがないでしょう。野菜は種から考えないとね。今からでもいいから、種をとらなくてはだめ。草の根運動で在来種を世の中に普及させようとしている種屋さんもいるから探してみてね。私も、私の娘たちも、そういう人たちから種を買って種を増やしているのよ。種を大切にしないと日本は大変なことになりますよ。

水分を摂りすぎると血が薄くなりバテやすくなる

水はたくさん飲むほうがいいと言われているでしょう。でも、湯茶は飲みすぎてはいけませんよ。ばあちゃんなんか、絶対にがぶ飲みはしない。喉がちょっと湿るぐらいで十分なのよ。

昔の子どもたちは、体育のときとか運動するときに、先生から「水を飲むなよ」って言われたものですよ。今は逆で、「水を飲めよ、水分補給を忘れるなよ」でしょ。なぜこんなに変わってしまったかと言うと、それは食生活の変化と関係があるんです。

今の子どもたちは肉食をやっているでしょう。もともと陽性な子どもが陽性な肉食をするから、ものすごく体が焼けるわけ。だから、子どもたちも本能的に水気がほしくなるんですね。昔の子どもはバランスがとれていたから、必要以上の水分は摂っていなかったんだよ。

水を飲みすぎるとどうなるかと言うと、血が薄くなってバテる。体力がなくなってくるの。血を薄めたら、体が陰性になってしまうからね。私たちは血で生きているんですよ。頭のてっぺんから足のつま先まで、どこを切っても血が出てくるじゃない。だから、血が汚れていたり薄くなると体調がどんどんおかしくなるし、病気にもなるわけね。

体内を流れている血がきれいか汚いかっていうのは、女性だと生理のときの血を見ればすぐにわかる。生理の血が臭かったり汚い色をしていたら、その人はろくなものを食べていない証拠。生理痛がきつかったり、生理が止まったり、生理にバラつきが出たりするのは血が汚れているからですよ。

昔は女の人は「肉食をしたら血が汚れる」って言われて、肉は避けていたんだよ。でもこの頃は肉食をする女性が増えたでしょう。今は無月経の人がすごく増えて、子どもを産めない女性が増えているけれど、肉食と砂糖によって血が汚れて生殖器がダメージを受けているから、子どもの産めない体になり、産まれてもちゃんと育てられない女性も多くなっているんです。だから、カロリー栄養学は見直してほしいと、私は常々思っているわけですね。

食生活の乱れが不妊や障害につながっている

今、子どもが産めない女性が増えているのは、貧血、冷え症、低体温という陰性体質に原因があるんです。陰性体質では、そもそも結婚してもふとんの中で燃え上がることもなく、セックスレスで別れることになってしまう。

成田離婚という言葉が流行《はや》ったでしょ。新婚旅行から成田空港に着いたところでカップルが離婚してしまうわけですね。成田離婚という言葉を聞いたとき、私はハハーンと思ったよ。ああ、なるほど、陰性体質で体が冷えているから性生活がうまくいかないんだなって。それが旅行中にわかってしまったから、これは早く別れたほうがいいと、すぐに別れてしまうのでしょう。性の不一致は性格の不一致になり生活の不一致になるというんで決断するんだね。

昔の女の人は、六人や八人なんてざらに産んでいたでしょう。だけど今は栄養過多になりすぎて、子どもが産めなくなっているんです。

それに、せっかく生まれてきても障害を持っている子が多いでしょう。それは胎児のときに間違った食事によって次々と問題が起こっているということなんですよ。

胎児は臍《へそ》の緒を通じて送られる母親の血液を栄養にして大きくなるわけだから、お母さんが正しい食事さえしていれば健康な子が生まれてくるのが当たり前。だけど間違うと、結果として胎児に悪い影響を及ぼしてしまう。

添加物や農薬の含まれたもの、肉と甘いもの、果物や生野菜などを食べすぎると、羊水が真水になってしまうんです。羊水はもともと海水に近い塩分を持っていて、その中で胎児は遊泳しているのだけれど、お母さんが間違ったものを食べると羊水の塩分が失われてしまう。だから、臍の緒が延びて首に巻きついてみたり、赤ちゃんが逆さになったり、巨大化してみたりするわけです。

大きい赤ちゃんは陰性体質なんです。昔は「大男総身に知恵が回りかね」とか「馬鹿の大足」と言われて、大きな男は知恵が足りなくて馬鹿にされていました。子どもは小さく産んで大きく育てるのがいいんですよ。

妊婦は体を冷やすものを食べてはいけない

小さく産んで大きく育てるどころか、今はもっとひどくて、子どもが子宮の中で育たなくなっちゃったの。死産の子どもがすごく増えています。そういう相談を立て続けに受けているんですよ。産婦人科で「赤ちゃんの心音が聞こえないから掻爬《そうは》したほうがいい」と言われたけど、どうなんだろうかって。

母親はまことに元気なのだけれど、赤ちゃんの心音が全然聞こえないというわけです。私は「ばあちゃんに相談するより、もう一回ちゃんとした医者に行って診せてごらん」ってアドバイスしたけれど、やはり赤ちゃんが子宮の中で育っていないと言われたそうですよ。それを聞いたときは「親がいい食事を摂らないからだよ。塩気を摂らないし、甘いもの、果物、生野菜、納豆を毎日食べたりしていたら、赤ん坊が育つわけないじゃないの」って、ちょっと叱ったんですよ。

これは由々《ゆゆ》しき問題です。妊婦はとくに食べ物に気をつけなくてはいけないとはわかっているのだろうけど、何を食べればいいのかがわかっていない人が多いですね。

「秋茄子は嫁に食わすな」ということわざがあるでしょう。これは、茄子は体を冷やすから妊娠しているときには食べてはいけないということを教えるために、先人がことわざにして残したんです。体を冷やすのは茄子だけではなくて、トマト、ピーマン、キノコなども食べちゃだめですよ。ご飯と味噌汁、漬け物を毎日しっかり食べていると、羊水も海水に近い濃度になって赤ちゃんも安定していられますからね。

甘いケーキとかアイスクリームとか好き放題に食べていると、赤ちゃんはだんだん陰性になって血が造れなくなってしまう。そういう子は、オギャアって生まれてきたとき、白ちゃん、青ちゃんで、手を広げたまま生まれてくる。赤ちゃんは手をギュッと結んで血の塊で生まれるから赤ちゃんというんです。血が足りなくて白ちゃん、青ちゃんで生まれてくる子は長生きできません。お母さんは自分の好きなものを食べればいいんじゃない。昔の日本の食事を見直してみて。素晴らしい赤ちゃんが生まれること間違いなし。赤ちゃんはおっぱいに恵まれるから、機嫌よくいい子育てができるんだよ。

おっぱいをやることによって五感が育つ

昔は子どもが生まれると、一番先に「五体は満足か」と聞いたものよ。手足がちゃんとあるかどうかって。障害を持って生まれてくると、どうしても手がかかります。親はその子のために時間も金も取られて、体はボロボロになって生きていかなきゃならないでしょう。

今は五体満足で生まれない子も多いから、それでヒステリー起こして、虐待してみたり殺してしまう親もいるでしょう。でも、生まれた赤ちゃんには何も責任はない。すべては親に問題があることに気づいてもらいたいですね。

それからミルクで育てるということは、親子の縁を切ってしまうのと同じなんです。親子が断絶してしまう。

おっぱいをやることによって五感が育ち、子育ては大成功ってわけなんですね。おっぱいを赤ちゃんに吸わせると、お産した後の子宮がどんどん締まって元に戻っていくけど、ミルクにしていると、子宮も締まらないで産んだままになっている。だから母親の産後の体調がよくないんです。

うちの娘なんか産後も全然寝ていませんよ。それに三回ぐらいいきんだらポロンと子どもが生まれちゃうんです。

だいたい、難産するというのがおかしい。ばあちゃんは便秘の人に、「あんた、トイレで難産してきたのか」って言って笑っているけどね。

便秘の人はトイレで毎日、難産の難行苦行しているんでしょ。塩気が足りないから出せないの。便を出す力が衰えているのは、気が足りていない証拠。お産だって塩気が足りてたらポロっと生まれてくる。それがわからないと、物事は解決しないんですよ。

今の医者は自分の都合のいいようにお産をコントロールして、子どもを産ませているでしょ。それではだめですよ。もう根本が間違っているの。不自然なことをしているから、お母さんも、赤ちゃんも受難、災難の時代なんですよ。

病気を治すためには「食い改め」が欠かせない

病気の大半は食べ物の関係が深いんですよ。「食歴」の話をしたけれど、病気になった人は口の食い改めをしないとだめですね。今まで食べたもので病気を作ったのだから、食事を見直して、体にいい物を食べていかないといけません。根本の食事を変えないとだめなんですよ。ばあちゃんのところに相談に来る人には、これを教えてあげるんです。ばあちゃんの主人も肺がんになって、余命二か月と言われたのよ。二軒の病院で同じように宣告されたの。でも、そこから六年間、生き延びた。

このときは私の三人の子どもが主人に向かって、「父ちゃん、病院に入る前に一回、母ちゃんのやっている食事法を信じてやってみたらどうや」って説得したんです。それで、主人もやってみようかと承諾してやり始めたところ、それが功を奏したというか。もうみんな驚いたのなんの。まわりからは「そんなことしてもだめだ」「そんなもの食べたらだめだ」と喧々諤々《けんけんがくがく》言われていましたからね。でも六年も生き延びたから、知人、友人、親戚の人たちも驚いていましたね。亡くなるときも、天晴《あっぱ》れで亡くなっていきました。「俺は余命二か月を六年も生き延びたんだから」って潔く死んでいったから、息子は「父ちゃんはかっこいい死に方をした」って今も言っています。

主人は肉やアイスクリームが好きだったけれど、それらを一切やめてもらって、昔食べていたようなご飯に戻してもらいました。穀物菜食で、切干大根とかひじきやレンコンとか、それまで食べなかったものを食べるようになったんですよ。

がんは陰性病であり、悪性の血液病であり、貧血病であり、タンパク病だから、肉の食べすぎ、いろんな動物性タンパク質の摂りすぎから起こってくるものです。だから、食事の根本を正すことによって、血がどんどん変わっていったんですね。

勘違いしちゃいけないのは、一足飛びに治るわけじゃないということ。そのへんは誤解されたら困ります。医者に完治しましたと言われた主人は、とたんに「血の滴《したた》るような肉が食べたい」と言って元の生活を始めるようになると、すぐに転移をしましたからね。がんを軽く考えたら危険です。油断大敵。

ありのままの現実が教えている食生活の間違い

私は卵も食べていないし、肉はもう二十五、六年以上も食べていません。貧乏であったがゆえに、敢《あ》えてそういうものを食べずに日本型生活でやってきました。それがよかったのね。今も髪の毛は黒いままだし、健康診断を受けなくても何も心配していません。私だけではなくて、お姑さんは九十四で亡くなって、私の母は八十四で亡くなったけれど、死ぬまでおむつをしなかった。夫も七十四で亡くなったけれど、最後までおむつのお世話にはならなかったわね。天晴《あっぱ》れですよね。

今は歩きながら尿漏れしている人もいるでしょう。病気で寝たきりになっているわけじゃなくて、生きている人間におむつが要るというのはまともではないですよね。

タンパク質が悪い、カロリー栄養学は絶対に間違っているというところから、私は昔の人が丈夫で達者だったのはそれと反対の生活をしていたからだなと気づいたんです。

だから、私はそれらを体の中に入れないようにしたってわけね。

でも、肉はいらない、砂糖もいらないっていうと、みんな「どうやって生活するの?」って聞きます。そんな生活はできるわけがないという固定観念でガチガチになっているのでしょうね。

だから私はその人たちに逆に聞くの。「あなたの親たちは、毎日、肉だ魚だ牛乳だって食べてきたの?」って。すると「いや、食べていないよ」と答えるから、「それが答えなの」って言うんです。そうしたら「食べなきゃ栄養が足りない」と言うから、そうじゃないよってことを少しずつ話してわかってもらっているんですけどね。

現実を見れば、子どもがこれだけ病気しているでしょう。村の子どもたちも、みんなアレルギー、アトピーでガビガビになっていますよ。都会の子も田舎の子も同じ病気なんですよ。肉、卵、牛乳、乳製品、加工食品、冷凍食品と、体に悪い物が全国津々浦々の末端の末端まで行き渡ってしまっているからね。

それを一所懸命食べているから子どもが病気になっているのにどうして気づかないの?　ばあちゃんは声を大にしてそう言いたいですね。

食が陰謀と戦略の沈黙の兵器になっている

今は食が陰謀と戦略の沈黙の兵器になっている――ばあちゃんが昔から言ってるセリフです。アメリカが持ち込んだ栄養学に始まって、Ｆ１種子もそうだし、遺伝子組み換えのバイオテクノロジーでできた作物もそうだし、食べ物にいろんな仕組みが入って、それがとてもいいことのように思い込まされているんですよ。

日本人はお人好しだから、西洋の言うことをみんな信じて、鵜呑《うの》みにしてやってきたけれど、その結果として、自分の体が冒されて、半分棺桶《かんおけ》に足を突っ込んでいるような半病人の状態になっているのに気づかないでいる。こんなことでは、この国に未来はないでしょう。だから私、言うんですよ。「企業」という字を見てごらんって。企《くわだ》てる業、企《たくら》む業って書くでしょう。そんな企業がほんとに体にいいものをつくっているの、それを信じるの？って。

だけど、現実にはほとんどの人が企業の作ったものを買って食べているから、病気になる人が多いのも、当たり前じゃないかな。

私が東京に出てきて料理教室を開くときだって、レシピを送ってくれって言われると頭にきて喧嘩になるんですよ。まだ何が採れるかわからないのに、一週間前からレシピを作れなんて冗談じゃないって言ってね。

ばあちゃんの場合、畑に何があるか確認してからレシピを考えるわけ。ところが、都会の人は金さえ出せばなんでも揃うって考えているんでしょうね。だから大変なんですよ。でも、ちゃんと物を見て作ることが大事なんですよ。

だから私は、頼まれてもやたらめったらに料理教室に行かないのです。一か月前からレシピを教えてくれなんて言われると、「それだったらやめさせてもらう、他の人にお願いして」って言うの。私にはできないからって。

食べ物は自然の恵みでしょ。一か月前に何ができるかなんてわかるわけがない。野草はとくにそうです。食べ物は自然からの贈り物だから、私たちも自然と共に生きないととんでもない事態が起こってくるわけですね。

第二章

陰陽を学び体質を変える

この宇宙の万物は陰と陽からできている

東洋には数千年も前から「万物は陰陽より成る」という哲学がありますね。この哲学では、陰陽は宇宙に存在して、万物を常に新しく創造して、動かして、破壊して、再び造り上げる根本的で相対的なエネルギーだと考えています。

だから老子がこんなふうに言っていますね。

「一は二を生み、二は三を生み、三は万物を生む」って。

「一」というのは絶対無限の宇宙を造り上げた素神、つまり宇宙の創造主を表しています。「二」というのは陰と陽の二つを指している。宇宙にあるすべてのものは陰と陽の二つに分けられる、というわけですね。

日本の神話にも、タカミムスビ（高御産巣日神）とカミムスビ（神皇産霊尊）という陰性の神様と陽性の神様がいるんですよ。

「三」というのは、この陰陽の働き、陰陽の神様が交わって、そこから万物が生まれることを示しているんです。

人間や動物もそうでしょう。男と女、雄と雌が交わって子どもが生まれてくる。花だって雄しべと雌しべが受粉して初めて芽が出てくるわけでしょう。この世の中のすべてのものは、陰陽という二つのものが交わってできているんです。

すべては陰陽に分けられることを表している、わかりやすい例を一つ教えましょう。神社仏閣に行くと、狛犬《こまいぬ》とか仁王さんが右と左に対に並んでいるでしょう。よく見てもらいたいのだけど、正面に向かって左にある狛犬や仁王さんは口をぽあーんと開けているはず。あれは左は陰性だからなの。陰性のエネルギーというのは上昇性・遠心力を持っていて、緩む、広がる力なんですね。一方、右にある狛犬や仁王さんはギュッと口を閉じているでしょう。それは陽性だからです。陽性のエネルギーは下降性・求心力を持っていて、縮む、引き締める力なんですよ。狛犬や仁王さんは陰と陽というこの世の仕組みを私たちに見せている。この天地宇宙は陰陽の世界だと教えているわけですね。

一日も一年も一生も陰陽の表れ

すべてのものに陰陽があると言ったけれど、私たちの生きている一日一日にも、一年にも、また一生にも、陰陽というものはあります。一日を考えてみれば、朝は光で、夜は闇でしょう。この光と闇の繰り返しは、陽と陰を繰り返しているのと同じことです。朝に陽が来て、夜に陰が来るというのが自然の摂理なんですね。

今度はそれを一年を通して見れば、陽の春に草木が芽吹いて成長して、夏に盛り（極陽）を迎えて、陰の秋に葉を落として、陰の冬には動きを止める（極陰）。ここにも陰陽があるでしょう。私たちが生まれてから死ぬまでの一生というのも、四季そのままですね。だから、ここにも陰陽が働いているわけです。

それから月は二十九日かけて新月から満月になるけれど、赤ちゃんが生まれるのは満月（極陽）のときが多いし、人間が息を引きとっていくのは新月（極陰）の闇のときが多い。これも陰陽の働きが関係していると考えていいでしょう。

葉っぱに裏と表があるのも陰陽だし、海の波の満ち引きも陰陽だし、晴れの日と雨の日があるのも陰陽でしょう。天と地があるのも陰陽ですね。このようにすべてのものに一対となっている陰と陽がある。それが天然自然の姿なんですよ。

この自然界の陰陽に沿って生活するのが私たちの本来のあり方なんです。朝日が昇ったらパッチリ目を覚まして、起き上がって、働いて、夜が来たら横になって眠る。これに反するような生活をすれば、人間はおかしくなってしまいます。

私たち自身が生命活動の中で陰陽を繰り返しているのです。呼吸だって陰陽でしょう。息を吐くのは陰だし、息を吸うのは陽。心臓だって、血を外に全身に向かって送り出して（陰）、全身を回って汚れた血を持って帰ってくる（陽）でしょう。心臓だって陰陽の活動で動いているんですよ。大きな宇宙の働きも、私たち一人ひとりの一生も、同じように陰陽で動いている。だから、それに則った生活をするのが、一番自然なんです。

でも、今は不自然なことばかりしていますね。だから不自然な現象が起こるし、病気も出てくる。ばあちゃんは、それをみんなに考えてみてもらいたいんですよ。

陽性は右回転のエネルギー、陰性は左回転のエネルギー

この宇宙というのは回転エネルギー、渦巻きによってできています。大きなものなら星雲を見てもそうだし、台風なんてその典型でしょう。小さなものでは、水や空気の元となっている元素とか素粒子とかも回転しているわけでしょう。

もっと身近なわかりやすい例を挙げれば、頭にはつむじがありますね。指には指紋があるでしょう。これらも渦巻きになっています。私たちが生まれるときだって、回転して生まれてくるのよ。

この渦巻きには二つの働きがあるんです。一つは中心に集まっていく働き。これは下降性・求心性の力で右回転のエネルギーになる。もう一つは外に向かって拡がっていく働き。これは上昇性・遠心性の力で、左回転のエネルギーになります。

右回転の求心力が働くと、物は縮こまって、小さく、硬く、重くなって下降していく。

そして、熱を持って動き出す。つまり、陽性になるわけですね。

反対に、左回転の遠心力が働くと、物は拡がって、大きく、柔らかく、軽くなって上昇して、冷たくなって静かになる。だから陰性になるわけです。

人間も突き詰めれば素粒子の集まりだから、回転エネルギーでできていることになるでしょう。だから、陰性のものを食べると左回転のエネルギーが働いて、体が緩んで、内側から陽が外へ出ていってしまうことになる。それで、陰性体質に変わっていくわけです。逆に、陽性のものが体の中に入ってくると、右回転のエネルギーが働いて、体が陽性に締まっていく。それで陽性体質になっていくんです。

この陰と陽の法則と性質をしっかり理解してほしいんです。そうすると、自分の今の体質を知ることができるし、それがわかれば何を食べればいいのか、何を食べてはいけないのかがわかってくるでしょう。それで体質転換ができるんですよ。

みんな陰陽の仕組みを知らないから、冷え性とか便秘になったり、ひどくなるとがんになったりしてしまう。病気は、宇宙の法則に反した生活をしているという証なんだと考えてもらいたいですね。

色を見て陰陽を見分ける方法がある

この世のすべては陰と陽からできているわけだけれど、何が陰で何が陽かというのを一つひとつ話していくと大変なことになってしまいます。そこで、陰陽を見分ける方法というのをいくつか教えましょう。

一つは、色で陰陽を見分ける方法があります。七色の虹を思い浮かべてみてください。あの虹は赤・橙・黄・緑・青・藍・紫の順番で並ぶけれど、赤というのは赤外線の陽性のエネルギー、紫というのは紫外線の陰性のエネルギーになっているんです。

だから、赤が一番陽性が強く（極陽）、橙、黄と少しずつ陽性が薄まっていって、緑がだいたい中間（中庸）、今度はそこから青、藍と陰性が強くなって、紫が一番陰性が強く（極陰）なるというわけです。

これを一日の太陽の動きに当てはめてみると、朝は赤外線の陽性のエネルギーが強いけれど、昼から夕方にかけては紫外線の陰性のエネルギーが出てくるということになるわけね。

陽性のエネルギーは体を温めて、物を作るけれど、陰性のエネルギーは体を冷やして、物を破壊する。朝日を浴びたら元気になるとか、散歩をするなら朝がいいというのは、こういう陰陽の性質に従った知恵と言っていいでしょうね。

色と陰陽の話をもう少し続けると、リンゴは日光を浴びて、緑↓黄↓赤とだんだん熟して色が変化してくるでしょう。この「熟す」というのは、言い換えれば、陽性になってくることなんですよ。

食物でも、このように色を見て陰陽を見分けることができるんです。

ただし、例外があります。たとえばトマト。あの真っ赤な色を見たら陽性だと思うでしょう。ところが、トマトというのは陰性なんですよ。トマトは真っ赤な色をしているけれど、二つに切ってみれば、中は柔らかい。つまり、緩んでいるわけ。

このトマトのように、色では陰陽がわからない野菜もあります。たとえばレモンは酸性が強いし、ピーマンは中が空洞で青くて陰性というわけですね。

形や性質で陰陽を見分ける方法がある

陰陽を見分けるには次のような形や性質の違いを知っておくのもいいでしょう。これらは食物にも人間にも当てはめることができますよ。

△陽性

・寒い（もしくは涼しい）気候・時季・土地に育つもの
・ゆっくり育つもの
・硬くて小さいもの
・水分が少ないもの
・体を温めるもの
・ナトリウム元素が多く含まれるもの
・地下で垂直に伸びている、地上では水平に横に伸びる

・色で言えば黄、橙、茶、赤、黒
・夏、暑い、熱、火

▽陰性
・味で言えば甘い、酸っぱい、辛い、えぐい
・暑い（もしくは暖かい）気候・時季・土地に育つもの
・早く育つもの
・柔らかくて大きいもの
・水分が多いもの
・体を冷やすもの
・カリウム元素が多く含まれるもの
・地下に入って横に根を張り、地上ではまっすぐ上に伸びる
・味で言えば渋い、苦い
・色で言えば白、緑、青、藍、紫
・冬、寒い、水、氷

アルカリ性食品・酸性食品にも陰陽がある

アルカリ性食品は体によくて、酸性食品は体に悪いと思っている人は多いでしょう？　確かに、アルカリ性食品は血を汚さないし、酸性食品は血を汚すという面があるので、酸性食品よりもアルカリ性食品のほうがいいというのは一面の真理ではあるのよ。ただし、それは絶対ではない。というか、アルカリ性食品にも酸性食品にもそれぞれ陰と陽があって、極陰のアルカリ性食品はひどく体を冷やしてしまいます。だから、陰性体質の人が摂ると、それが病気につながる場合もあるんです。

逆に酸性食品でも、玄米とかヒエ、アワ、キビといった雑穀は陰陽のバランスのとれた中庸の食品だから、最も理想的な主食になります。

だから、アルカリ性だから健康にいい、酸性だから悪いというのではなくて、それを陰陽で見るとどうなるかというところまで知ってもらいたいんですね。

陰陽と酸アルカリの関係

酸性食品	陰陽	色	エネルギー	アルカリ性食品
		紫外線		
砂糖、未完熟果物、アルコール、タバコ、ジュース類、甘い菓子、水菓子、ほとんどの加工食品（食品添加物）、各種ナッツ類、マーガリン、みりん、ハチミツ、化学甘味、インスタントコーヒー、ココア、ミルク、片栗粉、牛乳、パン（イースト）、植物油	極陰	紫・藍	遠心性エネルギー	酢、ゆず、すだち、レモン、コショウ、キノコ類、生姜、ワラビ、ゼンマイ、サンショウ、カラシ、粉ワサビ、きくらげ、緑茶、コーヒー、ナス、ピーマン、トマト、ジャガイモ、豆腐（市販品）、サトイモ、サツマイモ、番茶、ウーロン茶、紅茶、ほうじ茶、大豆、ところ天、キナ粉、カレー粉、豆腐（天然ニガリ）、納豆、コンニャク
麦、ウドン、トウモロコシ、ソーメン、パン（酵母）、五葷（ニラ、ニンニク、ネギ、ラッキョウ、ヒル）、甘酒、アスパラ、モリソバ、白米、麦茶、麩、胚芽米	陰性	青・緑		カリフラワー、キュウリ、豆もやし、セロリ、レタス、小豆、パセリ、たけのこ、板昆布、キャベツ、昆布、白ゴマ、小松菜、ふき、クロレラ、カブ、カンゾウ、ほうれん草、大根葉、油揚げ、ガンモドキ、たんぽぽ（葉）、ハコベ、わかめ、モチグサ、ヒジキ、白菜、黒ゴマ、フキノトウ、生うに、クコ、コンフリー、タラノ芽
玄米、ヒエ、アワ、キビ	中庸		★	
バター、チーズ、うなぎ、鯉、フナ、マス、あゆ、くらげ、はまぐり、あさり、かき貝、サザエ、アワビ、たこ、いか、きびなご、さんま、あじ、小エビ、にしん、さけ、たい、いわし、えび、かに、ヒラメ、カレイ、太刀魚、煮干	陽性	黄・橙	求心性エネルギー	大根、レンコン、カボチャ、人参、ゴボウ、朝鮮人参、たんぽぽ（根）、仙寿人参、自然薯、霊芝、吉野くず、どじょう、なまこ、塩うに、たにし
まぐろ、さば、ぶり、鳥肉、マヨネーズ、牛肉、豚肉、卵、マトン、くじら	極陽	赤		梅生番、味噌（天然）、醤油（天然）、自然塩、梅干、各種黒焼
		赤外線		

陰陽がもたらす体への影響①極陰の食品

今話したように、アルカリ性、酸性を問わず、極陰から極陽の食品があるんですよ。だから、アルカリ性食品だからいいというわけではない。それぞれの体質に合わせて、食品を選ぶことが大切です。でも同じ極陰、極陽でも、アルカリ性食品と酸性食品では体に表れる現象が必ずしも同じではないので、それを簡単にまとめておきましょう。

《極陰／アルカリ性食品》
・血は汚さないが、血液の濃度が薄くなる
・治癒力低下、精神的アンバランス、虚弱体質
・内臓下垂、肥大、緩み、各種ヘルニア、アレルギー
・生理痛、生理不順、無月経

・睡眠時間が長くなる、動作が鈍くなる
・更年期障害、手・足・腰の冷え
・スタミナ低下

《極陰／酸性食品》
・血をひどく汚す、静脈の流れを悪くする、高血圧、脳内出血
・治癒力低下、精神的アンバランス、虚弱体質、もの忘れ、思考力・判断力低下
・内臓下垂、胃腸の機能低下、各種ヘルニア、便秘、痔
・アレルギー、アトピー性皮膚炎
・生理痛、生理不順、無月経
・動悸、息切れ、ぜんそく、虫歯、耳鳴り
・不眠症、子どもの夜泣き
・更年期障害、手・足・腰の冷え、痺《しび》れ、まひ、各種神経痛
・肥満、スタミナ低下、脱毛

陰陽がもたらす体への影響②極陽の食品

《極陽／アルカリ性食品》

・主に造血作用、最も強力な再生作用
・強力な浄血作用、静脈の流れを活発にする
・体温の上昇、新陳代謝の活発化
・ホルモン剤・抗生物質・成長促進剤を吸着する

《極陽／酸性食品》

・血を汚す、動脈硬化、高血圧
・早熟早老、短命
・心臓・肝臓・膵《すい》臓の機能低下

・極陰の酸性食品と結びつくと、歯槽膿漏《しそうのうろう》、悪性腫瘍《しゅよう》などを発症する場合がある

《陽／アルカリ性食品》

・強い浄血作用

・スタミナアップ、治癒力アップ

・すべての酸性食品の中和に最適

《陽／酸性食品》

・血を汚す、動脈を汚す

・体の中心から外側部分（腎臓・婦人科・泌尿器系・足・首・頭部）の故障が多い

酸性食品は陰陽の度合いを問わず、血を汚す傾向にあるから、それに伴う病気と結びつきやすい。逆にアルカリ性食品は浄血作用があって、これは陰性のものにも共通します。ただし極陰になると血を薄めてしまうので注意する必要がありますね。

自分が陰性体質か陽性体質かを確かめる方法①外見的特徴

自分の体質が陰性か陽性かを知るにはどうすればいいかというと、朝起きたときに親指を包んでみるといいでしょう。赤ちゃんが生まれてくるときにギュッと親指を握っているでしょう。あんなふうにしてみるわけですね。

親指を握ってみてギュッとすごい力が入ったら、その人は陽性体質。いくら握っても力が入らなくて緩んでしまうという人は、陰性体質になっています。

それから、手足が冷たいか温かいかも一つの目安になります。陰性体質の人は手足が冷たくなっている。頭がボーッとしたり、クラクラ目が回ったり、頭がフラフラするというのも陰性体質の特徴ですね。外見的には、陰性体質の人は、背が高く、痩せていて、顔色白で首が細く、なで肩。陽性体質の人はこの逆で、ずんぐりむっくりしていて、顔色は赤みを帯びていて首は太く、いかり肩であるなどの特徴を持つことになります。

体質の陰陽の見分け法

	陽性体質	陰性体質
体つき	ずんぐり型、筋肉質、固太り	ひょろなが型、やせ型、水太り
身長	低い	高い
胸幅	広く厚い	狭く薄い
腹部	胃部が出っ張っている 腹部は厚く弾力がある	下腹部の方が出張ったり、 または腹部が薄く軟らかい
筋肉	弾力があり固太り方	柔らかい、ぶよぶよした太り方
顔色	赤味が強い、赤黒い	色白、青白、青黄
目	細く、小さく、力がある	大きく、丸く、目に力がない
鼻	丸い、低い	高い、長い
顔型	丸型、角型	細長く、逆三角形型
声	太く、大きい	細く、小さい
体温	高い	低い、手足が冷たい
血液	多血質	貧血症
歩き方	内またに歩く	外またに歩く
便	かたく、太く、便秘がち	細く、軟便、下痢気味
風邪をひくと	高熱、関節痛	全身の脱力感がある
指	太く、短い	細く、長い
耳	頭にはりついている	横に張っている
首	短く肩に埋まっている感じ	細く、長くなっている感じ
髪	固く、茶毛、少ない	柔らかく、黒い、多い
肩	いかり型	なで型
血圧	高め	低め

自分が陰性体質か陽性体質かを確かめる方法②性格的特徴

次に性格的な面から自分が陰性か陽性かを見分ける方法を教えましょう。

陽性体質の人は外向的で、外で活動するのが好き。陰性体質の人は内向的で、家の中で静かにしているのが好き。陽性の人は陽気で、陰性の人は陰気なんですね。陽気、陰気って昔から言うけれど、あれは陰陽の性質を表しているんです。

陽性体質の人は陽気で明るくて軽快。おしゃべり好きで、楽観的で、失敗してもめげない。睡眠時間が短く、ちょっとせっかちなところがある。陰性体質の人はあまり口を出さないし悲観的なところがある。失敗するとクヨクヨといつまでも考えてしまう。睡眠時間が長く、動作がゆっくりしているなどの特徴があります。

自分の体質が陰性か陽性か、体質を知っておくことで、バランスよく生活するために必要なもの、体質を変えるために何を食べるべきかといったことがわかってきますよ。

精神的特質の見分け方

陽性	陰性
外向性で 活動するのが好き	内向性で 静かにしているのが好き
物事を楽観的に考える	物事を悲観的に考える
失敗してもすぐ忘れる	いつまでもクヨクヨ考えたり いつまでも思い続ける
おしゃべりが好きで おせっかい	あまり話はしない、 口出しもしない
精神的なものに弱い	肉体的に疲れ易い
活動的でおこりっぽい、 せっかち	活気がなく、 疲労感がつよい
政治、経済、科学が得意	宗教、芸術、哲学が得意

体の中にもある陰陽と陰陽五行説の考え方

すべてに陰陽があるから、当然、人間の体も陰陽に分かれています。

まず前と後ろで言えば、体の前は陰性で後ろが陽性。なぜかと言うと、体の前のほうには柔らかい内臓がぶら下がっていて、後ろ側に堅い背骨が通っているからそう考えるわけですね。次に右と左で言えば、体の右側が陽性で左側が陰性になる。これは右回りのエネルギーが陽性で、左回りのエネルギーが陰性であるところからわかってもらえるのではないでしょうか。

体の中にも陰陽がみんなあるんですよ。これについては道元禅師が中国から戻って来たとき、「この世はすべて陰と陽である。人の体も陰陽でできている」というようなことを言っています。私たちの体にも陰陽が刻印されていると言ったわけですね。

人の顔を見てみましょうか。顔というのは誰でも縦についているでしょう。横に平らについている人はいないですよね。そして、目も横についている。鼻は縦についている。眉毛は横、耳は縦、口は横、歯は縦というふうになっているでしょ。

さっきの形や性質による陰陽の見分け方（↓P66）にもあったけれど、水平に横に伸びるものは陽で、まっすぐ縦に伸びるものは陰になるでしょう。だから、横についている目や眉毛や口は陽になり、縦についている鼻や耳や歯は陰になるわけです。

これは体の中でも同じことで、大腸・小腸・胆・胃・膀胱《ぼうこう》は陰になって、肝臓・心臓・肺・脾臓《ひぞう》・腎臓は陽になります。腸の場合は小腸や横行結腸は横になっているけれど、これは腸が長いから折りたたまれていると考えておくといいでしょう。基本的には、縦が陰で、横が陽になっているわけですね。

そういうふうに私たちの体にもちゃんと陰陽があるんですね。

すべてに陰陽があるという考えから生まれてきたのが中国の陰陽五行説です。世の中のさまざまなものを陰と陽に分けて、それぞれを相対させれば調和を保つことができると考えたわけですね。それによって、病気の原因を探ったり、治療方法を考えていったのです。これは宇宙の理に適った考え方と言えるでしょうね。

病気の状態から陰陽の関係を考える

脳梗塞《こうそく》などになると、あとに障害が残ることがあるでしょう。そのときの様子を見ると、人間の体が陰陽に支配されているということがよくわかります。

右半身は陽性だと話したけれど、右半身に障害が出ると縮む病気になる。逆に、左半身は陰性だから、拡がる病気になるんですね。一個の人間なのに、右半身と左半身では症状が全然違う。

陽性の右半身のほうは、小指から薬指、中指へと指から先に締まっていって、次に肩が締まっていく。そして首が右側に倒れて脚がつるように短くなっていきます。脳の病気で障害を持った人を見ればすぐにわかるけれど、右側が縮んでいるでしょう。右足を引きずったり、右手の指が伸びなくなったりしているはずです。

では、左半身はどうなるか。こっちはだらーんと伸びて拡がっている。障害を持った人で左が縮んでいる人なんていません。障害を持って生まれてくる子どもを見ても、右手はぎゅっと握っているけど、左手は緩んでいるでしょう。

これは陰陽の法則に従っているということなのですね。陰陽の見方で世の中を眺めると、いろんなことがわかってくるんですよ。

この縮んだり拡がったりする度合いは、食べ物によってますます強まっていきます。障害を持った人が陽性の食べ物を食べると右半身はどんどん締まっていくし、陰性のものを食べると左半身が伸びきって、最後は歩くことも不可能になっていく。

陰陽ってそういう見方もできるんですよ。この世は体も病気もあらゆるものが陰陽になってるんだなあというのがわかるわけですね。

人間の体は小宇宙っていうけれど、人体は天体と結ばれているのです。リウマチの人はそれがよくわかる。リウマチは陰性の病気だから、お天気が悪くて雨が降ってくると痛みが出てきます。自然環境が陰性になると、それに反応するわけ。天気と人体は全部つながっているんですよ。不思議だし、面白い。陰陽さえわかったら、いろんなことが見えてくる。そこから、どういう生活が自分には必要なのかもわかってくるわけですね。

体の外に出ようとしているものは出さなくてはいけない

目くそ、鼻くそ、歯くそ、耳くそ、体の中はくそばかりって言うけれど、これらはタンパクの毒素なんです。だから出ないより出たほうがいい。これはアレルギーも同じで、出ないよりは出るほうがいい。とくに子どもは自然治癒力、免疫力を持っているから、そういう毒をどんどん外へ出す力を持っているんですね。

だから、アレルギー・アトピーを治そうと思ったら、薬で抑えるのではなくて、アレルゲンの原因のタンパク質を止めて、体の中の悪い毒素を出しきってしまえばいい。これはがんにも通じる話ですけれど、これらの病気はタンパク病、貧血病、血液病だから、陰性の食べ物やタンパク質を入れているうちは絶対に治らない。

体の中では、細胞が常に新しいものを作って古いものを出すという新陳代謝を繰り返しているでしょ。だから、体の外から何かを入れるより古くなったものを出すほうが、原理としては大事なんです。汗、フケ、おりもの、それらは出ないより出したほうがいい。出るから嫌だとかじゃない。血だって同じ。親指を切るとか小指を切ると血が出るけれど、それは汚い毒血が出ているのだから、無理に止血せずにそのままにしておけばいい。鼻血もそう。悪い汚い血だけが出て、新しい血が出る前に自然に出血は止まる。嘔吐《おうと》も悪いものが胃まで行ったときに、それを吐き出しているわけでしょう。もしも胃に入った物質がそのまま腸に行って血液を作ったら大変な病気をしてしまうという防衛本能が働いて吐き出すわけね。これは神の業《わざ》と言っていい素晴らしい治癒力ですよ。下痢にしても、悪いものが腸まで下りてきたけれど、それで血を作ったら大変だから、毒素や老廃物を下痢として体外に排出しているんです。

だから下痢が悪い、嘔吐が悪いんじゃないんです。体に備わっている免疫機能がちゃんと働いているんだから、心配することは何もないんです。体というのはミラクルのミラクル、不思議な不思議な世界です。そこがわからないから、みんな薬で止めようとするけれど、出るものは出さなきゃだめ。「出もの腫《は》れものところ嫌わず」というように、その人のために作ったり出したりして助けてくれているわけなんですね。

体は薬ではなく食べ物で立て直さなくてはいけない

これまでにも何度か話したけれど、私たちは血で生きているんです。貧血、冷え症、低体温というのは、血がものすごく悪くなっているということなんです。貧血って字を見てごらんなさい。「貧しい血」と書くでしょ。

血が貧しいということは、血液がものすごく悪いという意味だから、血をなんとか立て直さなくてはいけません。

それじゃあ、血を立て直す元は何かといえば、それは食べ物なんです。そして、血が冷たくなっているというのは陰性になっているということだから、それを陽性に転換するような陽の食べ物を食べなくてはいけない。

世の中で健康にいいと言われているからといって、なんでも食べればいいというわけじゃないですよ。食べ物の陰と陽を知って必要なものを食べないと、いつまでたっても自分の体は立て直せないんですよ。

だから私の料理教室では、「これは陽性ですよ」「これは陰性ですよ」と一つひとつ食材の説明して、「こういう料理を食べると体が温まりますよ」と、その季節に合った料理を紹介しています。季節以外の材料は一切使いません。季節外れのものには生命力がないからです。貧血、冷え症というのは、まず食べ物で立て直すしかない。薬はだめ。今はなんでも薬で治そうとするけれど、それは重大な間違い。大変危険ですよ。

頭が痛いと言ったら痛み止め、血が出てきたら止血剤、下痢とか嘔吐もみんな薬で止めて、眠れないと言ったら睡眠薬を使って、すべて薬でコントロールしているけれど、薬には必ず副作用があることを忘れちゃいけません。

副作用はすぐにポンとは出ないけれど、体の中に潜んで、新たな病気をつくるもとになる。非常に恐ろしい牙を持っていますからね。薬は化学物質だから、なるべく飲まないほうがいいでしょうね。

私は薬を飲んだことないし、家の子どもたちにも薬を与えたことがないけれど、みんな元気ですよ。病気にもなりませんしね。

陰と陽のバランスをとった生き方こそが一番大事

詳しくはあとでお話しするけれど、日本には昔から、食べ物によって体調を整えたり病気を治したりする「食養」という考え方があるんですよ。

ここまで見てきたように、すべてのものは陰と陽に分かれます。当然、食物もすべて陰陽に分けることができます。陰の食物は体を冷やして緩め、陽の食べ物は体を温めて締めるんです。ただし、陰陽は二つに一つではなくて、極陰、陰、中庸、陽、極陽というように強弱があります。同じ陰陽の中でも、より強いものとそれほどでもないものがあるんです。そして、陰陽のバランスがうまく整っている状態を中庸というわけです。

食養の考え方では、陰と陽を自分の体質に合わせてうまく取り入れて中庸にしていくことが、健康にとって最も大事なことだといっているんですね。

なんとなく陰性の食べ物は体に悪く、陽性のものならいいと思いがちだけれど、そうではないのです。ここを勘違いしないようにしてね。最も大事なのはバランスで、陰性の食物を食べるときには陽性のものを一緒に食べるとか、火にかけて調理をするなどしてバランスをとっていけばいいいんですよ。

また、先に見てきたように人間にも陰性体質と陽性体質があるから、陰性の人はできるだけ陽性の食物を摂ってバランス調整をする必要があります。逆に陽性の人は、陰性の食物をうまく取り入れることが大切なんです。

これを無視して、陰性の人が陰性の食物を摂り続ければ、低血圧や冷え症や便秘などになりやすいし、そこから大きな病気をする危険性が高くなります。陽性の場合も同じで、陽性に陽性を重ねれば、高血圧や高脂血症や脳梗塞といった病気になってしまう危険性が高まるわけです。

そんな病気にならないためにも、しっかり陰陽を勉強して、何を食べればいいのか、どのような生活をすればいいのかを理解してもらいたいのです。宇宙や自然にも陰陽があるから、自分の体質を知って、それらの働きをうまく取り入れてバランスをとっていけば、おのずと理想的な生き方ができるようになるはずですよ。

陰陽ライフのすすめ

中国では昔、お医者さんを上医、中医、下医の三つに分けていました。

一番偉い、国が認めたお医者さんというのは、食べ物だけで病人を治すことができる。それを上医と言うのですね。二番目の中医は、薬も使うけれど、食べ物も使って治す医者のことを言いました。三番目の下医は、ろくに診察をしないで薬だけを与えて帰す医者を言ったのです。

だから中国では、上医の医者をものすごく大事にしていたわけです。そういう点では中国って国はすごい。

ところで、下医は医者の中でも最下位の医者だったわけだけれど、今の日本はどうでしょう？　下医ばかりじゃないですか。切ったり、張ったり、取ったり、くっつけたり、薬漬けにしてるでしょう。

そんな下医にお金を払って「ありがとうございました」と頭を下げているのはおかしいですね。だから、医者のお世話にならないように、自分がしっかりしないとだめよって私は言うんですよ。

がんになって抗がん剤を打たれたら、だいたいの人は一年もちません。若い子だと、抗がん剤を打って二十日もしないうちに亡くなる子もいるそうです。むしろ年寄りのほうがもったりする。なぜならば、年寄りは子どもの頃に、農薬を使ったものも添加物も、今の子どもたちほど食べていないでしょう。だからまだ、抗がん剤を打たれても体がもつわけですね。

でも、今の若者は、お母さんのお腹にいるときから添加物や農薬の害を受けて、生まれてからまた自分で平気で食べているから、体が弱体化しているわけでしょう。そこに強い抗がん剤なんか打とうものなら、もう体力がないから、すぐあの世にいってしまう。だから、体の中にそんなもの入れるのは、よくないということですね。

それよりは、陰陽をしっかり学んで、自分の体に合ったものを食べて、体を立て直していきましょう。陰陽ライフをしてはどうですかって、ばあちゃんは言いたいんですね。

第三章

先人が教える食養の知恵

「すべては米にある」
——安藤昌益の説く食養の原理

江戸時代中期のお医者さんで思想家の安藤昌益《しょうえき》は、次のように言っていますね。

「一本の草木の中にも陰と陽が完璧にあるように、人間の体の中にも陰陽は完全にある」

そして、「この秩序法則を尊敬してこそ幸福がある」と教えているんですね。これは、陰陽に基づいて生活すると幸せをもたらすと言っているわけです。

大学があって研究したわけでもないのに、江戸時代にもうすでにそういう幸せな人生の法則を唱えているのは素晴らしいと思いますね。

この安藤昌益は「食養」の原理というものを説いているんですよ。

「米なければ人なし、人なければ米なし、人をつくる親は米なり」と言って、すべては米に米（込め）られていると教えています。日本人の生命と体を支える原点は米にあると言っているのね。

それから「自分の食べるものを耕さずして食べる奴は、天下の大盗賊である」とも言っています。安藤昌益に言わせれば、私たちは、今、みんな盗賊なんですよ。だって耕して食べていないんだもん。お金で買って食べているだけじゃない。

耕す苦しみも知らず、汗も流さず、お金で買って食べるだけなんていうのは、本来の人間のあり方からすると失格なのかもしれない。これは一度じっくり考えてみる必要があると思います。うーんと考えさせられる言葉ですね。

この昌益と同じ江戸中期の頃に生きた観相（人相）学の大家・水野南北という人は「節食開運説」を唱えています。これは、食べすぎないことが運を開くという考え方なのだけれど、水野南北はこう言っているんですね。

「人は食を本とす、たとえ良薬を用いるとも食なさざれば生命保つことあたわず。故に人の良薬は食なり。命は食に従う、生涯の吉と凶はことごとく食より起こる」

これも真理だと、ばあちゃんは思います。よい人生を送るのか、悪い人生を送るのか、すべては食に始まるんですよ。

自然農法の創始者・福岡正信先生の予言

この安藤昌益の言葉を知ったとき、私も偉そうに料理教室の先生だなんて言っているけどこれではいかんなと思って、田舎に入ろうと決めたんです。

ちょうどその頃に、私は自然農法の創始者の福岡正信先生の生活ぶりを見る機会があったんですね。もう二十年以上も前の話になりますけどね。

福岡先生は山の中にある小心庵という庵《いおり》に住んでいました。そこは小さな囲炉裏があって、茶碗や鍋釜、丼や箸が無造作に転がっているようなところでした。「先生、ここで生活してるんですか?」と思わず聞いてしまったほど、質素な庵でしたね。

福岡先生は自分で山を歩いて、そこで採ったもので生活していました。畑には果物と野菜が渾然一体に植えられていて、粘土団子で稲を育てていたのですね。あれを見たときには、こんな人が日本にいるのかと思って痺れまくったわね。魂が揺さぶられました。

私、どんなに偉い社長とか大学の先生でも全然魅力を感じなかったんだけれど、福岡先生は砂漠を緑化するって言って、いろんな植物の種を混ぜた粘土団子を持って十数か国の外国に呼ばれて行って、荒野を畑や森に変えて行った方ですからね。私は大尊敬していました。

その福岡先生も食べ物の大切さを力説して、石塚左玄をはじめとする東洋の哲学が大事だよとおっしゃっていました。よく覚えているのは、日本という国は世界で最も優秀な国だけれど、人間が堕落してしまって最低になっているって怒りまくっていたこと。「このままでは今に大変なことになるから見ていろ」って言っていました。それは残念ながら当たってしまいましたね。

今、本当に日本が一億総病人時代になってしまったでしょう。先生の言うとおり、だらしのない人間ばかりになってしまいました。最高の国なのに、人間が最低の国にしてしまったんですよ。

若い人たちには、そういうことを肝に銘じて、これからの生き方を考えてもらいたい。それが、ばあちゃんの願いなんですよ。

石塚左玄の提唱した「食養」の五原則

初めて「食養」という言葉を使って、食養の元祖と言われる石塚左玄という人がいます。明治時代の人だけれど、文明開化で食文化の西洋化が進むのを心配して、食物と心身の関係を理論化した『食物養生法』によって、日本に代々伝わる伝統食と穀物を中心にした食事をするように提唱しているんですよ。

この石塚左玄は「食は本なり、体は末なり、心はまたその末なり」と言っているんだけど、これは心身の病気は食事に原因があると言っているわけです。

では、どんな食事をすればいいと石塚左玄が唱えたのかというと、食養の五原則というものがあるんです。次の五原則です。

①食物が健康と幸福の基礎である。

これは安藤昌益や水野南北が唱えたのと同じことでしょう。

②ナトリウム元素とカリウム元素、陰と陽の二つの拮抗《きっこう》が基本的要素。だから、食物の陰陽を組み合わせ、働かせて、効果を上げていく。

ナトリウム＝陽、カリウム＝陰のバランスが大事だということですね。

③穀物が人間の一番正しい主食である。

これも安藤昌益の意見と同じです。

④一物全体の完全なバランスと調和のあるものでなくてはいけない。

一物全体というのは、食材を丸ごといただくということを言っています。

⑤身土不二、三里四方にとれる物がよい。

生まれ育った風土でできた食物が大事だと言っているんです。

この石塚左玄は「食育」という言葉を初めて使った人でもあります。この五原則は食育に必要なものでもあると言っていいでしょうね。

春苦味、夏は酢の物、秋カラミ、冬は油と合点して食え

この石塚左玄は「食養道歌」というものをつくっています（→P100）。それを見ると、日本人はどういう暮らし方をするのがいいか、よくわかります。

その「食養道歌」の中にこんな言葉があるんです。

「春苦味、夏は酢の物、秋カラミ、冬は油と合点して食え」

「春は苦味」というのは、春には苦いものを食べなさいということ。

昔は春になる頃に富山の薬売りが「毒消しゃいらんかえー」と言いながら村々を回ったものです。そのときに薬売りは「熊《くま》の胆《い》」というものを持ってきた。熊の肝臓ですね。これはすごく苦い。病気の人がそれを飲むと「ああ、調子が良うなった」って言うほど効きました。だから苦味は体にいいと、みんな知っていたわけです。

次に、「夏は酢の物」というのは、夏には酸っぱいものを食べなさいということですね。

夏は暑いでしょう。暑いときは陽性の肝臓がさらに強くなる。だから陰性の酢の物を食べて調和をとったのです。でも、酢の物には陰性のキュウリを入れたりするから、肝臓の悪い人が酢の物を食べすぎると「過ぐれば肝を破る」という言葉があるように、また肝臓を悪くしてしまうから注意しなくてはいけません。

これは腎臓も同じ。腎臓にいい食べ物でも、それを食べすぎれば「腎を破る」で、かえって悪くしてしまう。昔の人はそれをちゃんと言葉として残しているんです。

「秋はカラミ」というのは、秋になると季節が陰性になってくるでしょう。このとき、肺を病んでいる陰性体質の人はよけいにひどくなってしまう。だから、秋には辛味を、それも陰性のカラシやワサビの辛味ではなくて、陽性の塩辛いものをとりなさいって教えているわけです。「冬は油と合点して食え」というのは、冬場は体もあまり使わないから陰性になってくる。だから、陽性の強い油っぽいものを食べなさいということね。油断大敵という言葉があるけど、油を断ったらいけないよ、と教えているんですね。

食物の味には「酸っぱい、苦い、甘い、辛い、塩辛い」の五つがあるでしょう。石塚左玄はそれを陰陽五行説に当てはめて、季節ごとの食べ分けを教えているんです。

石塚左玄の「食養道歌」に学ぶ日本人の生き方

その「食養道歌」を現代語訳にして紹介することにしましょう。

（1）病気はみんな毎日の食の過ち、真の食に病気はなし
（2）臼歯《きゅうし》を持つ人間は穀物を食べる動物、動物性を心して食え
（3）あごの上の口を養う食物は、穀よりほかに良いものはない
（4）穀物主義、野菜は副食、魚、肉はほんの少しと決めてよい
（5）陽性の人間は肉食するより、植物性と海藻類
（6）日本人は味噌と穀物を食べるのがよい。肉と魚の代用になる
（7）牛、豚、鶏、卵、赤身の魚と海の塩気は同じ事と知る
（8）肉食は瞬発力、穀物中心にすれば持続力がある
（9）肉食は短気になって、正しい仕事、よい仕事を嫌がる

(10) 人間が肉食多くするならば、性が乱れて世が乱れる
(11) 穀物多く食べるなら、御魂が磨かれ霊性目覚める
(12) 穀物食をとるならば、知恵もうまれて人の道を歩める
(13) 減塩すれば体の中は病の大元になる
(14) 塩のきいた味噌や漬物を毎日食べれば、病気が逃げていく
(15) 減塩をして大豆、ジャガイモ、果物食べればたちまち具合が悪くなる
(16) 牛の乳を飲む人間は背が高くなり弱くなる
(17) 潮風吹く海岸に住む人々は、魚が多く入れれば病気をつくる
(18) 大豆と根菜類、炊き合わせれば調和する
(19) いい塩、いい米、良いお水、これが日本の立て直し
(20) 人々が寒さ、ひもじさ、きびしさに負けない働きは塩と米の力なり
(21) 春苦味、夏は酢の物、秋カラミ、冬は油と合点して食え
(22) 教え子は食養を世の中に広めて伝える役目なり
(23) 良い人になれる大元は、食を正す大元なり

歯を見ればわかる食養の原則

人間の歯を見ると、人間が何を食べたらいいかがすぐにわかるんですよ。臼歯が二十本あるでしょう。臼歯っていうのは、牛とか馬が持っているのと同じ歯で、字の通りに臼《うす》の形をしているの。

見たことのある人はすぐにわかると思うけれど、牛や馬は草を食べるときに涎《よだれ》を出しながら臼歯でぐっちゃんぐっちゃんと噛みながら食べていくでしょう。野っ原に放牧している牛を見ると、必ず涎を垂らしながら歯をこすり合わせるようにして食べている。

彼らの歯はほとんど臼歯なんですよ。

ところが今は人工飼料を与えているから、ペロンペロンって舌先で舐めて口の中へ運んでいる。噛んでいないのです、彼らも。噛まなくても食べられますからね。

人間に二十本の臼歯があるのはなぜなのかというと、穀物を噛み砕くためにあります。

これは、人間の主食が穀物だということをはっきり表しているわけですね。

それから八本の門歯があるのは、野菜・豆・根菜・果物を食べるため。四本の犬歯が備わっているのは、肉や魚介類を食べるためなんですよ。

この二十本の臼歯、八本の門歯、四本の犬歯という歯並びの法則にちゃんと従って食べている人は健康なんです。つまり、穀物を主食にし、野菜類を副食にして、ときどき肉や魚を食べるというのが、人間の食事のあり方なんですね。

今はこの人間に与えられた自然の法則を破っている人たちが多いでしょう。だから、みんな病気をしているわけです。

前にも話したけれど、小笠原流という食べ物を食べるときの昔の流儀があります。これは「ご飯三口に菜が一箸」と教えています。ご飯を三口食べたらお菜を一箸だから、おかずはほんの少し食べればいいというわけでしょう。

それを考えると、今の人はみんな、明らかに食べすぎている。それも、体に悪いものをいっぱい食べすぎている。病気になるのも当たり前でしょ。

人間には人間に合った食養の原則があるということをぜひ知ってもらいたいですね。

日本人の腸は穀物菜食用にできている

もう一つは日本人の腸を考えてみることが大事ですよ。消化しやすい肉を食べている西洋人の腸は短いんです。ところが日本人は農耕民族で、穀物菜食をしなければならないでしょ。これらは消化に時間がかかるから、そのために腸がものすごく長いんです。だから、日本人のスタイルは胴長なんですよ。ところが今は肉食に変わってきているから、腸の病気が増えているんです。

腸というのは陰陽で言えば陰性の器官なんです。五臓六腑《ろっぷ》と言うけれど、人間の臓器の中にも陽性な臓器と陰性の臓器があるわけですね。

胃とか腸とか膀胱《ぼうこう》というのは六腑で、陰陽で言えば陰に当たります。空洞でパイプみたいになっているでしょう。これは血管も同じだし、胃もそう。胃は中に空間があるでしょう。だから、胃という袋の中にいろいろな陽性の食べ物が入ってきて、そこで消化していくことができるわけです。

腸は胃で消化したものを吸収していく器官だけれど、日本人の腸はものすごく長くできていて、十二指腸から小腸から大腸から、お腹の中に渾然一体となって収まっているわけですね。その長さは九メートルもあるらしいですよ。

ところが西洋人はもっと短くて、七メートルくらい。これは肉が消化吸収しやすいから、残りカスを早く排出するのに適した長さなんです。一方、消化吸収しにくい穀物菜食をする日本人の腸は、その分、長くなっているというわけ。

そのため、日本人が肉を食べると、残りカスがなかなか排出できずに腸の中で腐敗してしまう。だから「腐る」という字を見ると、「府（腑）」の中に肉が入っているでしょう。この腸の中で腐ったものが宿便になって便秘を引き起こしているわけ。腸の中で蠕《ぜん》動《どう》活動ができないまま、動かないで溜まっていって、何日も便が出てこないのです。

小笠原流では穀物を七分食べて、あとの三分は副食にしなさいと教えているけれど、これは日本人の腸の長さに合った食べ方なんです。何を食べるのが正しいのかを教えているのですね。こうした教えを見直さなくてはいけないと思うんですよ。

五つの味をかしこく体に取り入れる

食物には「酸っぱい、苦い、甘い、辛い、塩辛い」の五つの味があると言ったけれど、これらはそれぞれ次のような役割があるんですよ。

まず、酸は肝臓を元気にしてくれます。この酸味は野菜に含まれる希薄酸という天然自然の酸味によって摂るのがいい。柑橘《かんきつ》類に含まれる酸、梅干のクエン酸、りんご酸。工業的に製造された酢は陰性が強すぎる「極陰」の溶血性食品だから、煮切るなどして上手に使うようにしなくてはいけません。次に、苦味は心臓を元気にします。心臓は小腸と関係があって、心臓が悪いときは小腸も悪くなっているので注意してください。

天然自然の苦味は東洋の強心剤なの。さっき話した「熊《くま》の胆《い》」という熊の胆嚢《たんのう》から作った苦い薬もそうだけれど、植物の中にも、春一番のフキノトウやヨモギやタンポポなどの苦味を持ったものがあるし、苦瓜《にがうり》も最高の薬になります。

甘味は脾臓《ひぞう》を元気にします。ただし、この甘味というのは砂糖の甘味ではなくて、日本人の体をつくる最も基本となる穀物の米やイモ、栗、トウモロコシ、豆の持つ甘味のことだから間違えないで。そのほかに栗南瓜《くりかぼちゃ》、アワ、キビ、自然薯《じねんじょ》（蒸したもの）など黄色い食物も脾臓を癒してくれます。

辛味は肺を元気にしてくれます。だけど、取り過ぎは禁物。かえって肺がやられてしまいます。肺は大腸を治し、大腸は皮膚とも関係があります。皮膚は外の温度に敏感で、夏になると毛穴を広げて体の熱を発散させて、冬には逆に毛穴を閉じて体の熱を保温します。料理のときに「一物全体」で野菜の皮まで捨てずに食べると皮膚が丈夫になるし、大腸や肺も強くすることになるわけですね。

最後の塩辛さというのは腎臓を元気にします。でも、塩気は取りすぎても足らなくてもだめですよ。「塩梅《あんばい》」という言葉があるように、その人に合う「適塩」があります。陽性の子どもが塩気を取りすぎると、反動で甘い物や果物を要求してきますからね。

それから腎臓は膀胱や耳とも関係しています。腎臓を治す植物には大根や蕗《ふき》などがあるけれど、柑橘類も上手に使うことが大切です。

作物は「一物全体」でいただくほうがいい

大根の皮とかにんじんの皮とか、みんなきれいにむいて捨てているでしょう。でも、野菜の皮はむいたらだめですよ。皮を食べることはすごく大事。今も言ったように、私たちの皮膚を作ったり保護してくれるのが野菜の皮なんです。だから、食物は「一物全体」でいただかなくてはいけないんですね。

一物全体とは、野菜なら皮をむかず、穀物は精白せず、根菜であれば葉の部分も調理して、できるだけ食材をまるのままいただくこと。そうすると、食物全体の陰陽の調和のとれた生命力を丸のまま取り入れることができるわけですね。

野菜の皮を剥ぎ取るということは自分の皮を剥ぎ取るようなものだと考えればいいでしょう。皮膚が弱くなれば、紫外線に当たればシミになり、皮膚がんになる危険性も高まるわけでしょう。

だから、皮はむかずにそのまま調理するほうがいいんです。アク抜きも茹でてさっと水に浸せば十分。レンコンなんかを酢水に長い時間浸けたりするけれど、ミネラルが全部水の中に溶けて流れ出てしまいますから滓《かす》を食べるようになってしまう。

ミネラルは皮と身の間に渾然一体としてあるから、一物全体が大切なんです。皮の中にも鉄分やビタミンEとかいろんなものが渾然一体として入っている。それを剥ぎ取って酢水に長いこと浸けたら、一物全体になんてならないからもったいない。自分の体を建て替えたり立て直したりするためには、そういうことに気づかなくてはだめですよ。

ただし、農薬をバンバン使って栽培している作物は、やっぱり皮をむかなければ危ないでしょうね。

ばあちゃんが野菜を買うときは、無農薬で作っているものしか買わないの。ばあちゃんが使っている果物や野菜は、一般向けの大量生産のものではなくて、自然農法や無農薬でちゃんと土を守りながら作っている果物や野菜です。レンコンなんかも普通の売っているものは漂白剤を使っているものもあるから、しっかり見極めなくてはいけませんね。

心臓の悪い人には厳禁の「酢飲み健康法」

ここのところ健康ブームでいろんな健康法が巷《ちまた》にあふれているでしょう。実際に効果があったという人の声を載せたりするから、信じて疑わない人も多いと思う。自分も試してみようという人もいるでしょうね。

でもね、安易に信じると危ないんですよ。たとえば酢飲み健康法は、お酢はアルカリ食品だから体にいいというわけですね。確かにお酢はアルカリ性食品だけれど、陰陽で見ると「極陰」で溶血性食品だから、飲めば血がメロメロに溶かされて濃度が薄くなってしまいます。その結果、貧血がひどくなり、全身から体力が落ち、失禁や尿もれも起こし、不整脈につながっていくから要注意です。

一時、酢大豆というのが流行ったでしょう。これなんてさらに問題があります。陰性のお酢に陰性の大豆が加わるわけでしょう。しかも、大豆は生のものを軽く炒めるだけだから、陰性がとても強い。極陰と極陰を合わせるのだから、陰性のダブルパンチをくらってぶっ倒れてしまう。

だから、酢大豆は陰性体質の人には危険ですよ。心臓を悪くしたり、胃や腸を壊したりしてしまう。

こういうこともあるから、健康法を鵜呑みにしないでください。陰陽がわからないと、寿命を縮める結果になりかねません。

今の健康法は高カロリーの人のための、極陽の健康法ばかりだから、心臓疾患のある人には本当に危ないですよ。

何かを食べたり飲んだりするもので、万人に絶対に効く健康法なんてどこにもないと考えたほうが正しいでしょうね。気をつけてください。

ことわざが教える伝統的な食生活の工夫

昔の人は生活の知恵をことわざにしてたくさん残しているでしょう。そういうものは、陰陽の法則を生活の中でずばり言い当てているものが多いんです。

たとえば「秋茄子は嫁に食わすな」という有名なことわざを知っているでしょう。これを「秋茄子はおいしいので嫁さんに食わせるのはもったいない」って覚えている人がいるかもしれないけれど、これは違いますよ。

秋茄子は水の中に入れても浮いてくるほど軽くて、しかも、紫色が濃いでしょう。茄子の葉を見たことないですか？　葉の裏は濃い紫でしょう。花も紫色だし、紫というのは極陰なんですよ。

そういう秋茄子をお嫁さんが食べると体が緩んでしまう。緩みきった陰性の体ではお産ができないから流産の原因になるよ、と教えているんです。

紫キャベツとか紫タマネギなども同じだけれど、これを貧血の人が生で食べるとますます悪くなります。陰性体質の人は紫色の食べ物は食べないほうがいいの。

この他にも、「なり果物を屋敷内に植えるな」とか「イチジクは病人のうめき声で生長する」と言ったりするけれど、こうしたことわざも体を冷やして緩める陰性の果物には注意しなさい、と教えているの。

これらは先人たちの哲学であり、知恵なんですね。アジアの国には、聖者というか、立派な哲学者がいっぱい生まれてきました。そうした人たちが、中国の易とうまく合わせて宇宙の理とか陰陽といったものをベースにした東洋哲学というものを練り上げてきたわけですね。桜沢如一の思想もそうだけれど、今の栄養学の教えよりも昔の伝統的な習慣に基づいた教えのほうが、納得がいって、しかも面白くて楽しいんですよ。今はそうした教えが忘れられているから、もう一度それを見直してもらいたいと思って、ばあちゃんはお話しししているわけです。

温故知新と言うけれど、昔の人の考えたことを私たちは大切に受け継がないといけないと思いますね。

「塩梅はどう？」の本当の意味

石塚左玄の道歌にもあったけれど、塩はすごく大事です。昔は、さっきも言ったけど「塩梅《あんばい》」という言葉を使っていたの。聞いたことあるでしょ。

体の悪い人には「あんた、なんの病気？　どこが悪いの？」と聞かずに、「あんた、塩梅はどう？」って聞きました。

この「塩梅はどう？」というのは、あなたの体に塩気は足りているかっていう意味なんです。それから、料理の塩の味加減を見るときも「塩梅を見て」って言った。病気も料理も、塩梅はどう？って聞いていたわけです。

面白いでしょう。昔の言葉には「塩」があちこちに含まれているわけ。それだけ陽性の塩が大事だということを、みんな生活の知恵として知っていたということなのでしょうね。

今ももちろん塩は大事だけれど、最近の化学合成した塩はミネラルが全く含まれていない、ただの塩化ナトリウムになっている。あんなものを食べたら逆に病気をしてしまうから気をつけなくてはいけません。

それを危惧して各地で塩をつくる運動が起こって、いい塩も増えてきました。それはいいんだけれど、あまりにビジネス化しすぎているから、ちゃんとしたものを選ばないと危険もある。値段が高いからいいとは限りませんからね。

高級なものの中にも悪い塩がある。一回、なんという塩だったか、試供品としてもらった塩を使ったことがあるんだけど、おにぎりを握ろうと思ってその塩を手につけたら、手のひらが熱くなった。え、この塩、何?って思った。料理に味つけしてみても、ちょっと違うし、おいしくない。そして猛烈に高価な塩らしいから、塩よ、お前もか、と思いましたよ。

ばあちゃんは、塩は昔ながらの方法で作っている塩がいいと思う。何も余計なことはしなくていい。わけのわからん塩はちょっと困る。おにぎりを握ってみて、素直に「おいしい」って食べられるような塩がいい塩だと思うんですね。

「身土不二」という考え方が健康の源になる

日本には昔から「身土不二」という言葉がありますね。これは「身（からだ）と土（土地）は二つならず」というわけで、生まれ育った風土で育った食物は体に順応し、適応してくれるということを表しています。簡単に言えば、地元で採れた食物を食べるのが体のためにはいいということですね。

地元のものというのは、昔は三里四方で採れるものを指していたんですよ。一里というのは四キロだから、三里四方というと十二キロ四方ということになるでしょう。十二キロなんて、今でこそ車で簡単に走っていける距離だけど、昔は歩くか、走るか、馬に乗って駆けて行くかだったから、結構遠かったんですよ。

それが「ご馳走」という字に表れています。馬という字、走るという字が入っているでしょう。つまり、馬に乗って駆けて行ったり、走ったりして、苦労して三里四方のものを採ってきて料理を作って、それをお客様に出す。それがおもてなしの心だったのね。それをご馳走といったわけです。

ただ、普段は、自分の畑なら畑、野山なら野山に行って採れる範囲のものを採ってきて食べていました。それが健康の源でもあったんです。

今は十二キロ四方どころの話じゃないでしょう。地球の裏側からも日本に食物が送られてくる。地球の至る所からなんでも輸入して、この国はやってきているでしょう。それがホントにいいのかって言えば、いいわけないですね。輸入される穀物や果実は消毒もしなければならないし、何よりも日本の土で育ったものではないから、本質的に日本人の体に合うとは限らないでしょう。

直感的に、なんとなく不安に感じることはないかしら？　もしそうなら、やっぱりやめたほうがいいと、ばあちゃんは思うんですよ。

そうやって単純に、善し悪しを考えることも大切だと思います。入ってくるものを何もかも受け入れていたら、日本人の未来は大変なことになる。みんなにもそこを考えてもらいたいんですね。

なぜ病人にはお粥と梅干を食べさせるのか

昔は病気をすると、行平《ゆきひら》という土鍋でコトコトと時間をかけてお粥を炊いて、それに梅干を添えて食べさせたものです。むしろ、それだけしか食べさせなかった。それで病気が治ったんです。

今は違うでしょ。病気になると、栄養を摂らなきゃだめだといって、あれ食えこれ食え、これを飲んだら元気になるって、まわりがうるさいので困る。

病人には、お粥と梅干で十分なんですよ。それはなぜかと言うと、梅干に含まれるクエン酸がものすごくいい働きをするからです。

クエン酸というのは塩気だから、お粥の消化を助けるんですよ。それだけじゃなくて、食べ物の毒とか血の毒とか水の毒とか、体に溜まったそういう毒素を動かして排泄する力を持っています。

ここでも塩が働くんです。だから、お粥にも塩をちょいと入れて炊くといい。

私たち日本人のご先祖様は、神棚にお塩と水とお米を供えて、その隣に明かりと榊《さかき》（私のところは松だけど）を飾ったんです。これは、これだけのものがあったら生きていけますっていう教えなんですよ。

先人たちが神様の前へ差し出して、「これが大切」と教えてくれているのがお供えなんですね。神前のお供えの中にパンとかミルクは入っていないでしょう。砂糖も供えないでしょう。もちろん、肉なんて供えていないでしょう。

私たちのご先祖様は、世の中に大変な出来事が起こって立ち行かなくなったときも、これで生きていける、病気をしたときもこれで生きていけるんだよ、と教えてくれているんです。それがお供え物というしきたりになって、今にまで続いてきているわけでしょう。

これはすごいことだと思うよ。私たちの先人たちは頭がよかったと思います。

そういう伝統や慣習から私たちも気づいて、今の間違った食生活を変えるきっかけにしたいものですね。

「刺身のつま」に込められている先人の教え

お刺身をパックで買うと、「刺身のつま」といって千切り大根やショウガやワサビやシソの葉がついているでしょう。

飾り物のように思って食べないで捨ててしまっている人もいるかもしれないけれど、あれは魚のタンパク質とか脂肪を分解する消化剤になるんですよ。それらを分解して、体に毒素を溜めないで流してくれるわけ。そういう教えが「刺身のつま」にはあるんです。

これも陽性の刺身に対してはこれだけの野菜の酵素を摂って陰陽のバランスをとりなさいという、先人が残した知恵なの。

ところで、刺身にはワサビがついている場合と、ショウガがついている場合があるでしょう。これはなぜ違うのかわかりますか？

たとえばマグロの刺身にはワサビがついているでしょう。これはちゃんと理由がある。マグロって日本から遠く離れた海にいる魚でしょう。しかも人間より大きいし、重たいし、切り身は真っ赤な色をしています。マグロは陽性が強いんですね。だから、その毒を消すには、より陰性の強いワサビじゃないと対応できないんです。

ショウガというのは、日本の近海で獲れるアジとかイワシなどについているでしょう。太平洋の真ん中で獲れた大きな魚たちはワサビの強烈な辛味を用いないとなかなか毒素を消すことができないけれど、近海のものはショウガで十分に消すことができるというわけです。

昔の人は、伝統的な食文化の中でちゃんと理に適ったことをやっていたんですね。今はそういうことを知らない人が多いから、なんでショウガなのか、なんでワサビなのかがわからない。嫌いだからって残してしまう人もいるんじゃない？

でも、ワサビもショウガも、そして千切り大根も、決して飾りやサービスでついているわけじゃないの。一緒に食べるべきものだからついているわけです。

陰陽を勉強すると、こうした食物のつながりがわかってくるから面白いですね。

味噌汁は体の掃除をしてくれる特効薬

昔の人はスイカや夏蜜柑《みかん》やイチゴといった夏の陰性の果物を食べるとき、塩を振って食べました。トマトもそう。これらにはカリウムが豊富に含まれていて体を冷やすから、バランスをとるためにナトリウムの塩をつけて食べたのです。

ところが今は砂糖を振ったり蜂蜜をつけて食べているでしょう。ただでさえ陰性のものに、さらに陰性を加えているんです。夏にお腹を壊したりバテたりして調子を崩すのは、そういう道理に適わないことをしているからですよ。

とくに食べ物というのは、それがすぐに体に表れるからわかりやすい。

ところで、体調の悪いときにはお味噌汁を飲むといい。お味噌汁というのは体の特効薬だって私は言っているのだけど、すごいすぐれものなの。

昔の人は煙管《きせる》でタバコを吸っていたでしょう。煙管というのはヤニが詰ると吸っても

吸っても煙が入ってこない。そういうときに昔の人は何をしたかというと、こよりをよって先端に味噌をつけて、煙管の掃除をしたんですよ。味噌にはヤニを溶かす力があるんです。これが人間の体にも当てはまるわけ。味噌は血管の掃除もしてくれるし、腸の掃除もしてくれる。腸も血管も空洞で、煙管のようにパイプ状になっているでしょ。そのパイプになっている血管や腸をきれいに掃除してくれるんです。だから「味噌汁を飲みなさい、味噌汁は特効薬だよ」って、ばあちゃんは言っているの。

ただし、輸入大豆でつくった味噌はだめよ。国産の、農薬を使わない有機栽培の大豆と、いい塩で作った味噌じゃなくちゃ効果は薄いですね。それから、せめて二年以上は寝かして熟成したものを選んでください。

大豆は極陰で、陽性の体を温めるナトリウム元素1に対して陰性の体を冷やすカリウム元素が560も含まれているから、体にはよくありません。ところが、塩と火と時間によって原子転換をすると、「食薬」という大変な薬に変身するんです。だから、今日は味噌汁が飲めなかったという日は、味付けに味噌を使った料理を作りなさいって、ばあちゃんは教えています。味噌は健康維持の特効薬になるんですよ。

海草は痛み止めや薬としても使うことができる

海草は陰陽で見ると中庸からやや陰性だけど、体にとってはいいものばかりですね。

ところ天や寒天は全身の痛みの薬になるんですよ。固めて突いて食べるのもいいけれど、テングサをグツグツ炊いたものを漉《こ》して飲むのもいい。布海苔《ふのり》も、ものすごくいい。今はお味噌汁に入れて食べているけれど、子どもの頃は虫下しの薬として飲まされました。布海苔を水に入れて炊いたものを「そのまま飲め」と飲まされたのよ。それから、障子を張るときの糊としても使いました。昔の人ってすごい知恵を持っていたんですよ。

めかぶ、青のり、根コンブ、海苔、ひじき、ワカメ。これらは血液をアルカリにして浄血力もあるからすぐれものです。今は原発から流れてくる放射能やらで海が汚れているけど、採れ立ての新鮮な香りのいいものは、陽性のゴマやお醤油や味噌を使って、陽性の火であぶったりして旬の季節に少し食べるのはいいと思いますよ。

熱が出たときは氷枕ではなく豆腐で冷やせ

ばあちゃんは「大豆は悪い」と言っています。でもまあ、陽性の人は食べてもいいですよ。ただし、貧血、冷え症、がん、アレルギー、花粉症といった病気を持っている人が食べるといろんな症状が出て苦しくなるから、気をつけないといけません。

大豆は食べる以外の使い方もあったんですよ。江戸時代の文献に「米はその性、温なり。大豆はその性、寒なり」と書いてあるんです。お米は体を温めるけれど、大豆は冷やすので、子どもが高熱を出したときは豆腐を当ててやったんですよ。

実際、氷枕で冷やすより豆腐で冷やしたほうが早く熱がとれるから試してみて。それから黒豆の茹で汁は産後の悪血を出すために使われました。紫色のエキスを飲ませると子宮の血管が広がって、体に溜まっている産後の悪血を出して、少しずつ元気になっていきました。今は忘れられているけれど、昔の人はみんな知っていた知恵なんですよ。

陰陽を理解すれば、安全で健康な食べ方がわかってくる

陰陽を知る一番大事なことは、何をどのように食べればいいかがわかってくるということです。陰性のものは体を冷やすからといって絶対に食べてはいけないというわけではなくて、要するに、かしこく工夫して食べる。これが大切なんですね。

たとえば、大豆からできるお豆腐は極陰だけれど、陽性の火でゆっくり時間かけて温めて湯豆腐にして、薬味をいっぱい散らして陽性の醤油をかけて食べれば、陰陽が調和するでしょう。そういうふうに食べ方を工夫することが大事なんです。それは私たちが健康に生きていくための知恵になるんですね。

スパゲッティを食べるときも、ケチャップとかトマトはものすごく陰性だから、ナポリタンとかトマトスパゲッティというのはあまり食べないほうがいいのですが、ちょっとにんにくとか唐辛子とか野草や薬味を利かせて塩味のペペロンチーノ風にすれば、主

食にもなって陰陽のバランスがとれてきます。また、トマトはサラダで食べたいという人もいるでしょう。そういうときは、塩をつけて少し陽性にして食べればいい。あるいは、火を入れてスープにして食べるようにすれば、これも陽性になるからいいでしょう。

それから夏になれば旬の茄子を食べたくなるでしょう。そういうときは保温と殺菌作用を持つ生姜をいっぱいすりおろして、油でジュウジュウ焼いたところに醤油と生姜を少し多めに入れて炒めて、すぐに火を止める。そうすると、陰陽の調和がとれておいしくなります。陰性のものも、調理方法や食材を工夫して陽性になるようにして食べていくことが大切なんです。そのために陰陽を勉強しましょう、と言うわけです。

料理とは、陰性の食物（植物）を火や調味料（味噌・塩・醤油）を使って陽性にする仕事です。陰と陽は体のねじ回しで、陰性で緩んで陽性で締まる。これは宇宙の大真理です。真理を知って少しでも安全な状態にしてから食べてもらいたい。

こういう考え方が理解できると、砂糖を入れると陰性になるけど、熱や塩や醤油で濃いめにすればいいのだとわかるでしょう。

食べ物でどんな病気でも治る
——桜沢如一の確信

石塚左玄の食養理論を受け継いだのが、マクロビオティックを提唱された桜沢如一です。もともと病弱だった桜沢は、石塚左玄の食養生理論を実践して全身の改善に成功します。

それがきっかけとなって、食べ物でどんな病気でも治るという確信を抱いて、左玄の理論に易の陰陽理論を取り入れ、発展させていったんです。それが玄米を主食とし、野菜や漬物を副食として、陰陽のバランスのとれた食事をしていくマクロビオティックという考え方です。

桜沢は左玄から受け継いだ日本古来の伝統食に関する考え方を世界各地で講義して、食養の普及運動を展開していきました。フランスでもイタリアでもアメリカでも、桜沢の行くところにはたくさんの人が集まって、熱心に講義を聞いていたそうです。

フランスでの講義のとき、「あなたはどうしてこのような食養の研究を始めたのですか？」と聞かれた桜沢は、「僕は自分で研究しておりません。我々の先祖が残した尊い伝統の知恵を発見して、紹介しているだけです」と堂々と答えています。

桜沢は、日本に将来、食の乱れた時代がやってくることを予感し、それを見越して、食養の普及を世界に発信されたのではないかと思うんですよ。

ばあちゃんも、食養というありがたい道に巡り合い、運が良かったと思っています。私たちの祖先は後世の私たちに、伝統の食文化という遺産を残しているんです。それを生かさない手はないと思うんですね。

まず日本国民一人ひとりが食物の重要性を知って、間違った食生活を悔い改めていかなければいけないでしょう。毎日の食事に、子孫の運命と日本の運命がかかっていることを肝に銘じてもらいたいと思いますね。

第四章

食べていいもの悪いもの

～健康に生きるための食事の工夫

血を造る食べ物と血を壊す食べ物がある

すべてこの世は陰陽の世界だから、食べ物にも血を造るもの、血を守るものと血を壊すものがあるんです。私たちは血で生きているのだから、これがわかることがとても大事です。

血を造ったり血を守ってくれるのは陽性の食物で、陰性は逆に血を壊してしまいます。だから、玄米、味噌、塩、ごま塩、梅干、醤油といったものが造血作用にすぐれているわけですね。

ただし、陽性のものでも動物性の酸性はひどく血を汚してしまうので、できるだけ避け、食べるときは量を少なくして、五倍以上の野菜を摂り合わせる必要があるでしょうね。

現代人は、肉、魚介類、卵、牛乳、乳製品を毎日、当たり前のように食べているけれど、それがいろいろな現代病の原因になっていることを忘れないようにしてください。

玄米は完全栄養食だけど、絶対に玄米でなければならないということではありません。白米はよくはないけれど、昔から食べてきた人の中に九十歳、百歳の人たちがたくさんいることは御存知でしょう。白米を食べるとき、調味料も一緒に食べるから、いい味噌、いい醤油を使うことが食生活の基本であるわけですね。

つまり、血を造るものと守るものがあるということ。これを基本中の基本にして食生活を考えていってもらいたいということです。

食物の陰陽表に、食べていいもの、食べないほうがいいものを一覧にしてあるので、×のついたものはなるべく体調の悪いときには気をつけて食べるようにして、どうしても食べたいときには食べ方の工夫をすることで、少しでも安全な食べ方をするように気をつけてください。

理想的な食事の基本は「一汁一菜」にある

どういうものが理想的な食事なのかというと、今の高カロリーであるタンパク質中心の食事を低タンパク、低カロリー、低栄養にすることなんです。これは実に簡単で、昔の人はみんなそれを普通にやっていたんです。

「一汁一菜」と言うけれど、これは、米と味噌汁と惣菜を一品、それに漬物という献立てです。質素で簡単な食事でしょう。

昔はどこの家も貧しかったから、おかずを何品も作れなかったという事情もあるけれど、一汁一菜は日本人にとって究極のバランスとも言っていいほどすぐれた食事のスタイルなのよ。

やっぱり、日本人はご飯に味噌汁というのがいいんです。味噌汁は体の特効薬だと話したけれど、味噌は一晩水に浸けた大豆を三、四時間煮て柔らかくして、塩と麹を合わせて熟成させて作るでしょう。一年二年三年と寝かせることによって、極陰の大豆がアミノ酸に分解されて極陽に大転換をするわけですね。一年味噌は陰性だけど、二年から三年かけて陽性になり、陰と陽がひっくり返ってしまう。

味噌は「味の噌」と書くけれど、本当は「身の礎」で〝身礎〟なのよ。体の基礎を作ってくれるものだから大事にしなくてはいけませんね。

さっきも「食薬」という言葉が出てきたけれど、味噌は食の薬だから、体が冷えている人は味噌料理を食べたり、味噌汁を飲むといいの。そして味噌汁を飲むときは、必ずその時節の旬のものを中に入れてください。

旬の具が中に入っていれば、おかずもそんなにいらないんですよ。だから、一汁一菜で十分に健康な生活が送れるわけね。

現代人から考えると栄養不足と思われるけど、一汁一菜の粗食で生きてきた昔の人は体力も精神力も強かった。「貧乏人の子だくさん」で、子どもに恵まれ、ほとんどの子どもは母乳育ちだったんですよ。

ふかふかの柔らかいパンはご飯に劣る

パンとご飯はどちらがいいかと聞かれれば、断然ご飯がいいと私は答えますね。パンを食べて造った血液は、酸素も栄養も運ぶことができないの。

お米というのは、たとえ白米でも、食べるとちゃんと酸素と栄養を全身に運ぶことができるけれど、パンの原料になる小麦は真っ茶色をしていて、ものすごい陽性なのに、粉末にするときに強烈な陰性のエネルギーで粉砕しちゃうんですよ。それからパンを作るわけだけど、売っているパンをギュッと握ってみると一口くらいの塊になってしまうでしょう。空気で膨らんでいるわけですね。

このパンを焼くときに、システインという人間の髪の毛の成分から作ったアミノ酸を使っているんです。そのアミノ酸がパンを膨らますのだけど、膨らむということは陰陽で言えば陰性ですからね。体には決してよいものではない。

私の知り合いの先生がある水泳の実験をしたんです。学校の体育の先生と協力して、パンを食べさせた子どもと、ご飯を食べさせた子どもに分けて、泳がせてタイムを比較してみたところ、体力のある子どもにパンを食べさせて泳がせると、どんどんタイムが落ちたんです。逆に、体力のない子どもにおにぎりを食べさせて泳がせると、タイムが上がっていくという結果が出たんですね。

水泳ではタイムを一秒縮めるのも大変らしいけれど、おにぎりを食べるとすごく持久力がつくと、その先生は話していました。

パンとおにぎりでは陰と陽が違います。子どもはすごい陽性体質ですから、陰性の食物で大きく成長しなければなりません。だから、子どもが陰性のパン、うどん、ソーメンを求めるのは理に適っています。

食べたいものを無理に禁止する必要はないから、子どもには小麦粉で作った物を食べさせるのはいいと思いますよ。ただ、いい小麦で作ったものを与えてください。

それから、天然酵母だって膨らませる力を持つということは陰性だから、一〇〇%安心とは言えないということだけは知っておくといいでしょうね。

川魚は食べてもいいけれど、養殖ものは食べないほうがいい

日本は四方を海に囲まれ、川も多い国だから、魚を食べる機会は多いでしょう。川の魚、海の魚はその季節にとれるので旬があります。まずこれを知っておいてください。

それじゃあ、魚介類の中で何が安全なのか。ちょっと見ていくことにしましょう。

鯉、やまめ、あゆ、ふな、ます、うなぎなどの川魚は食べてもだいたい大丈夫。とくに鯉の鯉こくは、重病の人には「飲む点滴」とも言われていて、血を増やすことができます。また、炎症を起こしたときには湿布にも使えるほど、昔から重宝されてきました。

ただし、最近は人工の養殖のものばかりだから、あまりすすめられませんけど、天然のものが手に入ったときだけ、喜んで食べるようにするといいでしょうね。

次に近海のものでは、かきは「海のミルク」と言われるほどだから、体にとてもいいんですよ。旬の時期に天然のものが手に入ったら、かきフライにして食べるといいで

しょう。また、なまこは海の朝鮮人参と言われ、干したものは最高級食材です。

それから、かきの殻は捨てずに天日で干しておくといいですよ。それを十個くらい汲んだ水道水に入れて二、三日置いておくと、かきの殻が塩素などの水道水の毒を吸収してくれて、きれいな水になります。本当にいいかきの殻が手に入ったら、それだけで水を浄化することができるから、ぜひやってみるといいでしょうね。

次に鯛は、出口王仁三郎《でぐちおにさぶろう》さんが「鯛よりも一本の大根のほうが滋養がある」と言って、鯛は大根にかなわないと教えていますが、その通りです。

かれい、ひらめ、あなごなどの白身の魚は「病人には赤身の魚を食わせるな。白身の魚を食べさせろ」という言葉があるけれど、病人に白身の魚を食べさせるのも決していいことではなくて、むしろ食べさせないほうがいいと思いますよ。

というようなことで、魚介類については、川魚は海の魚に比べると陰性なので、少しは安全です。しかし、じゃこ、煮干し、干物などは血を酸化させるので、食べないほうがいいでしょうね。

赤身の魚、赤身の肉は子どもに食べさせてはいけない

赤身の魚と赤い肉の話をちょっとしましょう。私たちは高塩動物であり、高温動物でしょう。とくに子どもは体温が高いんですよ。

大人の体温は三十六・五度だけれど、赤ちゃんが生まれるときは三十七・五度くらいあって陽性の体温を持って生まれてくるわけです。この体温はだんだん下がって、幼児から子どもになる時期は三十七度くらい。普通の大人だったら、ちょっと微熱があるなというくらいの高さでしょう。

子どもは体質そのものが陽性だから、活発で、よく動き回るんです。そんな陽性の子どもに、赤身の魚、カツオ、サバ、サンマ、マグロ、クジラ、イルカなどの肉を食べさせると、たちまちアレルギー体質に移行していくことになります。これらを与え続けているとアレルギー源となって苦しむ結果になるので御用心。これは宇宙の規則違反です

からね。大人たちは食物の陰と陽を学び、子どもが食べていいものの悪いものを知る必要があります。それが日本の建て替え、立て直しにつながります。

肉も同じです。牛の体温は五十度くらいある。豚は四十二、三度、鳥も四十一度くらいあるらしい。だから、小さな陽性の子どもが食べるのはよくないのです。そういう食べてはいけないものを食べていると、アレルギーとなって、大人になったら喘息、花粉症、がんが出てくるんです。これは病気の流れなんです。

たかが食べ物、されど食べ物、無知ほど恐ろしいことはないということです。

なお、肉を食べるときはにんにくを一緒に食べるといいでしょう。にんにくやねぎの持っている酵素には、肉のタンパクを分解して消化する力があります。だから、にんにくと肉を取り合わせて食べることは一応、理に適っているわけですね。昔の人が言った「カモがねぎをしょって来た」というのは、付け合わせをことわざで教えているのです。

ただし、陰性体質の人が胃を悪くしているときに生のにんにくをかじるのはやめてください。胃が猛烈に焼けて痛くなりますよ。生というのは、それだけ酵素が強くて破壊力を持っていますからね。

無精卵は絶対に食べてはいけない

前に話したF１の種は一代限りで命がないから、次の年には子種を作れないので子孫もできません。それと同じで無精卵も食べ物ではないと思っているんですよ。

ばあちゃんにはこんな思い出があります。ヘビというのは卵が好きで、子どもの頃、庭に鶏を飼っていたから、ヘビが卵を飲みにやって来たんです。その頃の卵というのはみんな有精卵だったからね。ヘビは無精卵には全く見向きもしないわけです。

昭和三十八年くらいから、卵はほとんど無精卵になり、日本が経済復興をすると同時に、ブロイラーもどんどん普及してきました。

経済が発展すると、何百何千という鶏をケージで飼うようになって、どんどん大量生産で卵を産むお産のトリになりました。金もうけのために、人間が無精卵を産むレグホンという白い鶏を改造して作ってしまったの。この鶏は餌だけやっていれば毎日卵を産みます。毎日お産をする鳥なんて、世界中探しても鶏くらいのものでしょう。卵を毎日産むということは、ものすごくホルモン系の強い生き物なんですね。

栄養学では卵は完全栄養食と教えているけど、黄身はコレステロールが高く、白身はタンパクが多いので、高カロリーとなってアレルギーの子どもには有害となります。卵の陽性を食べ続けていると、陰性の砂糖をたっぷり使った甘いお菓子や生野菜や果物が食べたくなるんです。これは磁石みたいに引き合っているから、陽を食べれば陰がほしくなり、陰を食べれば陽がほしくなるというシーソーを頻繁に繰り返すわけです。

その結果として、陰性の病気と陽性の病気の両方を体の中に作って進行していく。とどのつまりが、二人に一人が貧血・冷え症・低体温の陰性の病気になり、片や高血圧、高脂血症のような陽性の病気になっているわけですね。

それにはこうした食べ物に対する無知がかかわっていると私は言いたいの。元を正さないと悩みは解消できないということなんです。今は「悪いものに蓋をしろ」だけど、昔は「悪いものは元から断て」と教えています。病気を治すためには、食物の陰と陽の勉強をして食い改めるしかないんです。

しいたけ、マッシュルーム、エノキダケは食べないほうがいい

最近のしいたけは室内を暗くして、湿度を高くして、しいたけ菌を木に打ち込んで栽培しているものが多く、とても陰性になっています。干ししいたけも電気乾燥で、味も香りもありません。それに、今のしいたけはすごく巨大化した大きいものも出回り、一個七百グラムから八百グラムもあるバケモノが登場してあきれています。大きいということは極陰性ということで、病人には食べさせられません。

ところが、しいたけには面白い話があって、浮気防止に効果があるんです。浮気性のダンナさんというのはたいがい肉食をして陽性体質だから、しいたけ汁を作ってしきりに飲ませると、とても喜びます。

「ああ、うちの女房はすごく優しい。おいしいしいたけスープを作ってくれる」と言いながら飲んでいるうち、だんだん元気がなくなっておとなしくなってくる。しいたけは

陰性が強いからです。

「若杉さん、すごい。ほんとによく効くよ」って、相談を受けた奥さんから感謝されたことがありますよ。

次にマッシュルームですが、私は昔から使ったことがありません。肉を食べないから使い方もわからないのだけれど、これは本体に毒素があるんです。

マッシュルームは極陽の動物性タンパク質とよく調和をするので、肉を料理するときに付け合わせに使うわけですね。肉好きには調和するかもしれません。

エノキダケはだめです。キノコ類は菌から栽培して、工場の中で人工的に生産しているものなので、食べないようにしてください。

今、肺がんがものすごく増えています。タバコを吸わないのに肺がんになる人が多いんです。これにはキノコ類も大きくかかわっているから御用心。どうしても食べたかったら、天然の椎茸や自然乾燥させたものを使ってください。

トマトが体内に作った石を大根の力で分解する

トマトは肉のタンパク質を溶かすので、肉料理との取り合わせとしてよく使われますね。

ところが、トマトはシュウ酸を持っているから、石を作る原因にもなります。これを知らない人が案外多いんです。

トマト、バナナ、ほうれん草は三大シュウ酸と言われており、肝臓の悪い人は胆嚢・胆管に石、つまり胆石ができやすいし、腎臓の悪い人は腎臓に石ができます。腎臓結石ですね。それから男の人の場合は尿道結石の原因にもなります。

ところが、その結石を分解する酵素を含んだ野菜があるんです。それが切干し大根です。切干し大根に水をたっぷり入れて煮出した汁をしばらく飲み続けていると石を溶かします。それを食養の講師に教えられて実践した人の四、五人から、石が消えたと体験談を聞かされました。

煮出し汁の作り方は、切り干し大根一つかみを鍋の中に入れて、三〜四リットルくらいの水で一時間、二時間かけてコトコト煮ます。最初は強火にしてグラグラ沸いてきたら、あとは中火から弱火にしてコトコト、コトコト煮出して、エキスをとればいいんです。

また、風邪を引いて熱を出したときは、大根をすりおろして、そこへ醤油と生姜汁と三年番茶を入れて飲んで布団をかぶって寝たら、二、三時間もすれば大汗をかいて熱が下がります（↓第一大根湯、巻末レシピ参照）。薬を飲む必要がありません。

それから大根のおろし汁は腎臓にもいいんです。排尿をうながしたり、むくみの改善にも効果があります（↓第二大根湯）。

こういうふうに、食べ物が作った病気は食べ物で治していく。なんでも薬に頼るのではなくて、身近にあるもので体の機能を調整する「家庭療法」という発想が大切なんですよ。

極陰性のカブの千枚漬けは陰性体質の人には危険な食べ物

カブは陰性の食物です。京都に千枚漬けという有名な漬物があるけれど、陰性体質の人には危険です。千枚漬は陰性のカブに、溶血性食品の極陰性の砂糖と極陰性のお酢で漬け込んでいるでしょう。つまり、極陰が三段階に重なってしまっている。だから、肉食の人はとてもおいしく感じます。

酸性の血液にはお酢がいいと言って酢飲み健康法をやっている人がいますが、これを続けると血が溶かされ、細胞が壊れて、内臓が陰性に弛緩して全身が緩むので、失禁するようになってしまいます。くしゃみして失禁するし、階段を上り降りしても失禁してしまうようになるんです。

もしも、どうしてもカブを食べたいというのなら、味噌汁の具にするとか、ぬかみそ漬けにするほうがいいでしょうね。

未成熟なもやしやカイワレ大根は病気のもとになる

もやし、カイワレ大根は見た目からもわかると思うけど、未完熟で完全に成長したものではありません。人間にたとえたら赤ちゃん、幼児の状態の野菜です。こういうものを好んで食べる人は、非常に陰性体質になっているんです。

昔の人は「はしりのものを食うと死に急ぐ」と言ったものです。これは、未成熟のものを食べると寿命を縮めるという意味です。昔は、もやしやカイワレ大根など、見たこともありませんでしたこともありません。

食べていいもの悪いものを知らないと本当に怖い時代だとつくづく思います。人間の一生は食べ物の一生だから、健康も病気もその人の食べた食歴というほかに言いようがありません。

ふわふわの柔らかいキャベツは本当のキャベツではない

キャベツはほかの野菜と比べると丸くて求心性のエネルギーを持って陽性に締まっています。一枚はがすのも大変なくらい、ぎゅっと圧縮されたようになっているキャベツは体に一番いいものです。昔はキャベツのことを「カンラン」と言いました。色も真っ白で、横に大きくぺったんこの形をしていて、ずっしり重くて、切って食べると生のままでも甘くておいしかった。

ところが、最近のキャベツは陰性で、遠心性のエネルギーで立ち上がったような青い色をして、断面を見ると、ふかふかでふわふわになっているでしょう。これはF１の種を使って、農薬を三十回もかけて作っているんですよ。

その最たるものが紫キャベツ。これは極陰性。生野菜で食べるのは絶対にやめてくださいね。

たまねぎは目にしみてこそ本物のたまねぎ

たまねぎもキャベツと同じで、昔と今とでは姿と形が変わってきています。昔のたまねぎは押しつぶしたようにぺっちゃんこだったけれど、今はふかふかでしょう。そして切っても涙が出ないんです。昔のたまねぎは、目にしみて調理も大変だったんですよ。今は切ったって涙は出ませんし、目にも染みません。たまねぎが陰性になっている証拠です。分子を飛散させる陽性の力がなくなっているわけです。

新たまねぎが甘くておいしいと言っても、生のまま食べるのはあまり感心しませんね。ましてや紫たまねぎなんて、とくに病人は食べるべきものではありません。

最近のたまねぎはコバルト60という放射能を照射したものが多いので、自分で作るか、ちゃんとした生産者から買ってください。こんなことがまかり通っている今の世の中はおかしいですね。

子どもの背丈を伸ばすには　たけのこ料理が一番いい

たけのこは天然自然のものだから、とても体にいいし、海草類と炊き合わせると抜群においしいですね。

あるとき、玄米菜食をしている家のお母さんからこんな相談を受けたことがあるの。

「うちの子は背が伸びないんだけど、若杉さん、どうすればいい？」って。

だからこう答えたんです。

「陽性の子どもに縮む力の強い玄米食をして、ごま塩、きんぴらごぼうを与えていると伸びないの。たけのこを食べさせなさいよ」って。

たけのこの伸びる陰性の力は子どもの背も大きく伸ばすんですよ。

子どもの背丈を伸ばすものには、ほかにもとうもろこしや栗など安全なものがあるので、旬の季節にはしっかり食べるとよいでしょう。要は縮む力と伸びる力の陰と陽を知って子どもを産んだり育てたりすることが大事なんです。

上に伸びるということは、ものすごく陰性が強くて、たけのこは一日に三、四十センチは伸びていくんですからね。

ただ、先のほうの柔らかい部分は陰性が強いから、陰性の肺の病気にかかっている人には絶対に食べさせてはいけません。

そして、陰性のたけのこを食べるときは、陰陽のバランスをとるために、ナトリウムがたくさん含まれている陽性の海草類と炊き合わせるのが一番いいんです。ヒジキで炊いたり、アラメで炊いたりして食べるといいでしょう。

ヒジキ、アラメというのは超陽性ですから、炊き合わせたものを骨折したときに食べると、骨の再生が早く、治りも早くなります。骨粗鬆症の人にもよいのですすめます。

そのとき、梅干を一緒に食べると、カルシウムの吸収がよく、とても効果的です。

野菜を薬にする方法を知りたい人は陰陽を勉強してください、ということですね。

陰性のさつまいもは砂糖で炊き合わせてはいけない

さつまいもは、桜沢如一が毎日食べたらどうなるかということを試しています。そうしたら体がフラフラして、ひげが生えて、思考力がなくなってしまったというんです。

さつまいもは固く締まって土にもぐっているから陽性かと思うでしょうが、甘くて陰性な部分を持っているので、砂糖と炊き合わせるのはやめてください。焼き芋にしたり、ふかして塩をつけて食べるのは安全だけど、連食多食は陰性の芋太り体質になります。

じゃがいも、なす科で陰性です。じゃがいもの芽にはソラニンという毒素があるので、芽を食べると有害です。妊娠した豚に業者が食べさせたところ、ほとんど流産してしまったという話もあります。今怖いのはコバルト60の照射食品で、放射能を浴びたじゃがいもが多いので注意してください。

さつまいももじゃがいもも、陰性の人は食べないほうがいいでしょうね。

さといもは体の毒出しもする最高の食材になる

さといもは、陰性体質の人が皮をむいたりするとかゆくなったり腫れたりして、皮膚がかぶれます。つまり、陰性食品なんですね。

調理の方法としては、味噌汁に入れたり、煮物にするとおいしいだけでなく、体から毒素を排泄してくれます。

また、さといもには体の毒出しという重要な役割があります。それを利用した手当法に、さといも湿布というのがある。これはがんの毒出しとして使うと効果がありますが、必ず皮膚にたっぷりごま油を塗ってから手当てをしないと、とんでもないことになりますから要注意。

経験者か、食養の指導者に教わると、さといも湿布の偉大なる効果を体得できます。

陰性体質の人は食べないほうがいい野菜あれこれ

☆アスパラガス
アスパラガスは陰性体質の人はやめてください。まっすぐピューンと立っているものは極めて陰性です。西洋野菜は日本料理には向きません。体質を陰性化します。食べるときは塩気を使って、火を通して召し上がってください。
☆グリンピース、セロリ、ピーマン
グリンピース、セロリ、ピーマンは食事が肉食中心の人たちは摂ってもいいけれど、体調の悪いときには極力食べないでください。
☆大和芋、長芋
大和芋や長芋は陰性です。すりおろすとズルズルゆるいでしょ。食べて問題はないけれど、おやつやお好み焼きに使うと重宝します。同じ芋に自然薯があるけれど、こちらは陽性。すりおろしても陽性に丸まるので、とろろ汁で食べると強精剤になります。

この自然薯はうつ病とか脳腫瘍のような頭・脳に関する病気にかかったとき、すりおろして尾てい骨に湿布をするんです。そうすると、脳の毒を尾てい骨まで下ろしてくれる。すごいでしょう。さといもでもいいけれど、自然薯のほうがより効果がある。ただし、なかなか手に入らないのが難点ですね。

☆ギンナン

ギンナンも陰性体質の人はやめてください。ギンナンは茶わん蒸しに入れるけれど、あれは卵の陽性をギンナンで調和しているのでしょう。

☆三つ葉

三つ葉はほとんど水耕栽培だから、普段食べるのはやめたほうがいいでしょう。こうした人工の光と水と温度で操作してあるものを食べると、不眠症のもとになります。なぜって、自然の野菜は光や空気、風・雨・霜・霧の中で育っていますからね。人工のものと自然の野菜はまったく違うんです。

腎臓、前立腺の調子が悪い人はうり系の野菜を食べなさい

キュウリは、旬の時期のものを食べてください。

うり系と名のつく野菜は水分代謝、いわゆる腎臓の薬になります。腎臓の調子が悪いときには、うり系のスイカ、マクワウリ、白うり、かぼちゃ、キュウリ、ニガウリといったものを料理して食べるように心がけるといいでしょうね。

最近、前立腺がんとか前立腺肥大で、おしっこが出にくい男性が増えていますけど、こういう人にはうり系のかぼちゃの種は特効薬です。種は干したものをフライパンで煎って、中側の実を食べて、皮は捨ててください。

肉や卵はねぎ科の野菜と一緒に食べなさい

ノビルはねぎ科の野菜で、お料理でどんどん食べてください。酢の物にするのが一般的だけど、煮物で食べてもとてもおいしい。

前にも話しましたが、昔の人は「カモがねぎをしょって来た」って言いました。これは「肉を食べるのなら、ねぎの酵素を一緒に食えよ」という教えなんです。串焼きにするときなども、一串の中に二つくらいねぎがついているのは陰と陽の調和をしているわけですね。肉を食べるときは野菜の酵素を摂って食い合わせをしないと病気になるよ、と教えているんです。

にらも、レバにらとか、にら卵といった料理は理に適った食べ方なんですよ。

食べていい野菜、食べないほうがいい野菜

☆にんじん
にんじんを食べる人は長寿なんですよ。長生きします。陽性の子どもは、にんじんを嫌うでしょう。陽と陽だからはじき合う。これは真理なんです。

☆ごぼう
ごぼうも、今は人間が次から次と改良して、短いの、長いの、太いのと、いろいろあります。堀川ごぼうという柔らかいごぼうもあるでしょう。

でも、でかくてふかふかのものを食べると体が緩みますからね。やはり昔ながらのごぼうを食べるほうが体にはいいですね。

☆かぼちゃ

かぼちゃはタンパクの分解をします。腎臓の薬になり、膵臓を保護して、脾臓の病気を治してくれるから、これは食べてくださいね。

☆れんこん

れんこんは「咳にれんこん」という言葉があるくらいで、咳が出たり、へんとう腺が腫れたり、のどの調子が悪いときに食べるといいんですよ。れんこん料理を工夫して続けて食べるだけでも、かなり症状がよくなります。

☆うど

うどは自然のものは食べていいのだけれど、最近、お店で売っているものはちょっとおすすめしません。だって、それらのうどは、地下の真っ暗闇で光を遮ったところで作っているから、体をどんどん陰性化してしまうわけです。だから、貧血、冷え症、低体温の人は食べないほうがいいでしょうね。

わらび、ぜんまいを食べるなら
アク抜きが絶対条件

わらびやぜんまいなどの山菜の多食は要注意です。自然に放牧している牛、馬、羊などが山菜を絶対に食べないのは、彼らがわらびやぜんまいが毒素を持っていることを本能的に知っているからなんです。

どうしてもわらび、ぜんまいを食べたいという人は、陽性の灰でアク抜きをすること。それならまだ救われる。

でも、化学物質の炭酸とかミョウバンでアク抜きするのは絶対にだめです。やってみると一目瞭然だけど、極陰の、紫がきらびやかで恐ろしい色に茹で上がりますからね。がんの人に炭酸やミョウバンでアク抜きしたわらびを食べさせると、一気に体調が悪くなります。

ぜんまいの乾燥したものが売られていますが、アクで処理したもののほうが安全です。

野草は必ず三回のアク抜きをしてから食べる

いのこづち、いぬびゆ、くわ、ひゆ菜、のかんぞうといった野草は大いに食べてください。また、きくらげはキノコの一種だけど、中国では漢方薬として貴重品ですので、これは食べてもいい。

ただし、私は料理教室で、野草を食べるときには必ず三回のアク抜きをするように、その方法を教えています。三回のアク抜きをしないとおいしくないし、体も心配ですからね。

また、雪が降ったところで採れる野草は、雪が一回アク抜きをしてくれていると考えていいでしょうね。それに加えて三回のアク抜きをすれば、これはもう野菜感覚で食べても大丈夫。鬼に金棒です。

ふきのとう、よもぎには毒消し作用がある

☆ふきのとう

春一番のふきのとうは、秋から冬にかけて体にたまった老廃物や毒素の毒抜きをしてくれ、肝臓を癒してくれます。手に入ったら、ぜひいただいてください。食べ方は、ふきのとう味噌をつくるか、甘酢や梅酢の中に漬けたりするといいでしょうね。ばあちゃんも、甘酢漬けや梅酢漬けをつくって、一年かけて食べています。保存食というのは日本人の大切な宝物だなとつくづく思いますね。

☆よもぎ

昔は春によもぎが出てくると、どこの家でも、草もちや草団子を作って食べました。それが春の風物詩。おいしいだけでなく、浄血と造血に働くすぐれもので、手当てに使うと止血剤になり、足湯・腰湯で全身を癒すと症状の回復につながり元気をもらいます。

食べていい野草、食べないほうがいい野草

☆春菊
春菊の葉っぱを見てください。のこぎりみたいにギザギザしているでしょう。これは陽性の草の特徴なの。タンポポやアザミも同じです。

日本のタンポポは葉にたくさん筋が入っているでしょう。こういう野菜を食べると、体にはとてもいいんですよ。

☆タラの芽
タラの芽は野草ですけれど、食べすぎはだめですよ。やっぱり芽ですからね。もやしやカイワレと同じで陰性にする力がとても強い。だから、たまに食べる程度にしておきましょう。食べるときには天ぷらにするだけではなくて、一回茹でて、煮込んで、味噌味にして食べるのもおいしいですよ。

都会で食べられる野草を探す

都会に暮らしていたら、ばあちゃんが田舎でやっているような生活はできないと思うかもしれません。確かに自給自足は無理でしょう。でも、やればできないことはない。

三年前、「東京で若杉さんのやっていることができないかな」って依頼を受けたことがあるんです。それで東京都が管理している世田谷の大きな公園で、そこに生えている野草を摘んで材料にしてお料理教室を開く大イベントをやりました。

子どもを連れたお母さんたちが五十人以上も集まり、みんなで公園を歩いて、食べられる草を探して摘んで歩いたら、ノビルがあったり、セリがあったり、都会の中でも食べられる野草はたくさんあることを大発見。

みんなで摘んで料理したから、すごく喜んで食べました。拾ってきた石を積み上げて即席の竈《かまど》を作って、そこらへんから拾ってきた焚き木で火を熾《おこ》して、それに鍋をかけてお料理を作りました。

子どもたちが「楽しかった、面白かった、おいしかったから、またこういうのやってもらいたい」って言いましたよ。子どもは本能が大人よりも敏感だから、本物の自然のおいしいものを食べるとわかるのね。毎日、肉を食べ、牛乳を飲み、お菓子を食べている子どもたちにも、野草のおいしさがわかったんです。

何をか言わんやでしょう。食べたことがないから知らないだけなの。都会の人は食べるものがたくさんあるから、野草を食べるなんて意識がないのでしょう。でも、その気になればいくらでも身近に素晴らしい食材があるんですよ。

だから、都会に暮らしていたって、ばあちゃんのような暮らしができないわけじゃない。やろうと思えば、どこにいてもできるの。「意識、チャンネル、スイッチ、行動あるのみ」と私はよく話をします。その料理教室に参加した人たちもどんどん意識が変わって、野草を食べるようになって元気になっています。

だから、まず自分のいる場所に何があって何ができるかを知り、即実行してみることが大切だと思うんですよ。

エピローグ

温故知新

〜伝統の食文化に則った生き方が日本人を元気にする

自然に反する生き方が社会を乱し、人間を乱す

宇宙は瞬時も休まず陰陽を繰り返しています。朝が来て、昼が来て、夜が来て、人間もそれに合わせて、目覚めと活動と眠りを繰り返していますよね。でも、農耕のみずほの国の大和族の日本人が主食の米をはらって西洋のカロリー栄養学中心になってから、食物は狂わされてしまいました。食べた人間は病気にかかり、心は悩みと苦しみと不幸のどん底に落ちて、社会は乱れ、青少年の犯罪は止まらず、魑魅魍魎《ちみもうりょう》、阿鼻叫喚《あびきょうかん》の世になり果てています。

乱れる大きな原因は肉食にあると思います。肉を食べると憎々しい人になるんですよ。人の道をはずして外道《げどう》になっているからどこまでも狂うんです。

しかし、野菜を食べれば優しい人になると言ったのは昔の話。今は野菜で病気をする時代になっています。水耕栽培で百日くらいでレタスができたり、ピーマンやトマトが

三百個も四百個もなったりなんて、自然に反していて気味が悪いでしょう？　そんなことをやっているから人間社会が乱れてくるんです。

食物が狂ったから人間の体が狂い、心が狂うと、社会が乱れます。すると、自然も異常になっていく。人間の心から出たものが宇宙を動かしているところもありますから。

一刻も早く間違った道を悔い改めて、宇宙や自然に対して感謝の気持ちを持たなくてはいけないと思うんです。「ありがたい」とか「もったいない」とか「お陰さま」という昔からの言葉は、大宇宙・大自然に生かされていることへの感謝から生まれてくるものでしょう。「おぎゃー」と生まれてから毎日、死ぬまでご飯もいただいて、何十年かの寿命を生かされているということには感謝しかないでしょう。この当たり前のことがどんなにすごいことなのかがわかる人になることなんですよ、人生というものは。

神というのは実体がないものだけれど、瞬時も休まず働いてくださる。生きとし生けるものたち、すべての生命も瞬時も休まず活動を繰り返し、生と死を繰り返している。すべては神が司っているわけです。そういう意識を持つところから、生き方の見直しが始まるんじゃないかと思うんです。

元気な子を育てるために栄養学を見直さなくてはいけない

今は便利な世の中になりすぎて、生きることがかえって大変になっています。

これを日本人の食生活について言えば、敗戦後、カロリー栄養学がスタートしたのが事の起こりで、それが今に至っているわけです。それが間違っていたというところからスタートしないと、何も変えることはできないでしょうね。

一日三十三品目二千四百キロカロリーなんて、世界中のあちこちの国で獲れたものをかき集めないと、とても補えないでしょう。それが食物を外国から輸入するようになっていく一里塚だったんです。

一汁一菜の質素な暮らしをしていた日本人に、一日二千四百キロカロリーなんてムチャクチャな話です。そんなにカロリーを摂ったら、むしろ病気になるだけ。昔の人がなんで子どもをたくさん産めたか、今の人がなんで子どもを産めなくなったのか。その答えは歴然としているでしょう。食べ物がすべて変わってしまったところに大きな問題があるんですよ。

前にも言ったけど、昔は「貧乏人の子だくさん」という言葉があって、貧しい家にこそ子宝に恵まれていました。安産で母乳に恵まれ、病気をすることもなくすくすくと育って手がかからなかったのは、真っ赤な血の塊で産まれていた赤ちゃんだったからなんです。

今は血が薄く、貧血で産まれているから青ちゃん、白ちゃんなのね。母親も貧血で、おっぱいが出ないからミルク栄養育ちとなり、それからアトピー、アレルギーが始まり、赤ちゃんの体にトラブルが起こっています。そして親は子育てにストレスを起こして、虐待をするようになるんです。

一汁一菜の低タンパク、低栄養でも体は合成能力を持っているから、タンパクやカルシウムを無理に摂る必要はない。体が作る機能を持っているんです。だから主食中心に副食をほんの少しで日本の国はまかなっていけることを知り、昔の人たちのように実践することにこの国の本当の復興があると思います。

宇宙や自然の法則に則って生きれば毎日が楽しい

今の子どもの病気や犯罪は、戦後の日本の大人たちの罪以外にないと、ばあちゃんは思います。

高度経済成長とともに病気も蔓延し、一億総病人時代になってしまったでしょ。戦争を知らない若者たちは、貧血、冷え症、低体温、低血圧、低血糖症、便秘症の陰性人になって、五感も本能も失っている子が多くなってしまいました。

結婚したもののお互いに生殖器の異常で性の不一致が起こってすぐに別れるし、一緒に暮らしたところで意見が合わず、性格の不一致で夫婦は争い、生活の不一致でおかしくなる。結婚も生活も悪循環です。

今の子どもたちは、そんな狂った大人たちの狭間で夢や希望さえわからなくなって、かわいそうでなりません。夢や希望を持てないのは、いい手本となる大人がいなくなってしまったからでしょう。私の子どもの頃は、手本にしたい大人がいっぱいいたから幸せな時代でしたね。

兄弟、夫婦、家族の関係が崩壊した姿を毎日すり込まれて育っている今の子どもたちは、大人になったら何をどのように生きていくのでしょう。今のままでは心配です。今は一人ひとり悩みを持っていない人がいない時代ですから、一つの家族の間でも、夫は夫、妻は妻、子どもは子どもで悩みを抱えて生きているんですね。

こうした問題の一番の解決法は、穀物菜食にして、いい塩気をしっかり摂って、まず自分の血液と細胞、体を建て替え、立て直して陽性にすることなんです。すべてはそこから始まります。食物の陰陽に問題解決の秘密の鍵があることを知れば、何も心配することはありません。

食べたもので血が変わり、細胞が変わるんです。すると内臓も変わり、体が変わります。そして、考え方・生き方が変わり、前向きのプラス思考になって、元気で明るくなっていく。そうなると自分のところに人が集まってくるでしょう。ばあちゃんが楽しいのは、そういうことなんですよ。

暮らしの中で子どもを躾る日本の伝統を取り戻そう

町を歩いていると歩きながら物を食べたり飲んだりする人を見かけますが、昔はそんな人はただの一人だっていませんでした。

それどころか、昔は小さな子どもを躾るときに、「食べ物を粗末にすると目がつぶれる」と、当たり前のように厳しく教え込んでいました。「一粒の米に三体の神宿る」と言ってお米の尊さを子どもに教え、小さな子どもがご飯をこぼしたら拾って食べることを躾ていたから、それが当たり前で自然だったのですね。

ばあちゃんが子どもの頃は、今みたいに家の中がきれいじゃなかったんです。どこの家も朝から晩まで忙しかったから、毎日家の掃除をするわけじゃない。だから畳にご飯が落ちればゴミがついてくる。でも、それを捨てようとすると、親は子を厳しく折檻《せっかん》して、食べ物の有り難さを教え込んで育てたものです。

「三つ子の魂百まで」で、それが身についたんですね。昔は家々で親から子へ、子から孫へと躾られました。だから、昔の子どもは家の手伝いをよくしたものですよ。

今はどうでしょう? 親は子に「床に落ちたものは汚い」と教えるだけで、食べ物への感謝、お百姓さんへの感謝を教えていないですね。昔とは根本から違っているでしょ。感謝を教えないから、嫌いなものは残すし、好きなものは要求するようになってしまう。わがままに育てているわけですよ。

昔は、嘘をつくと「嘘をついたら閻魔《えんま》さんに舌抜かれるよ」って教えたから、子どもは閻魔さんに舌を抜かれるってどんなことかと想像して、舌がなかったらしゃべることも食うこともできないって怖がって、嘘もつかなくなったものです。「嘘つきは泥棒のはじまり」とも教えていましたね。

これが昔の日本の子育てだったんですよ。暮らしの中で躾をしていたから、社会に出てもしっかりとした大人が多かったわけです。今は賞味期限を作って、期限切れの米、味噌、醤油を捨てさせているでしょう。これは子どもの教育上、とても悪い手本ですよ。許されないことだと、ばあちゃんは思います。

食生活の見直しをきっかけに生き方を見直してみる

鴨長明は「ゆく河の流れは絶えずして、しかももとの水にあらず」という名文を残していますね。この言葉は、すべてこの世の出来事は陰陽の絶えざる入れ替わりで起こり、この世は無常であることを表しています。昔の人の感性はすごいものがありますね。陰陽という言葉で語らなくても、世の中のありさまを見事に描き出しているでしょう。「祇園精舎の鐘の声　諸行無常の響きあり」というのも、この世の虚しさ、儚《はかな》さを詠っているでしょう。これも素晴らしい世界だと思うんです。

親鸞はこう言っていますね。「よろずのこと、みなもて、そらごとたわごと、まことあることなき」。この言葉もすごいでしょう。何百年前の人が、この世の実相にすでに気づいていたんですね。

二千五百年前のお釈迦様は「人は食べたそのものである」とも言っています。つまり、人は食べ物のおばけ、食べた物が体質であり体調だと教えているわけなんです。よい食物でよくなり、悪い食物で悪くなるということなんです。

都会は経済活動が活発で陽性な場所、田舎はゆっくりのんびり野菜を育てているような陰性な場所という違いはあるけど、都会で暮らすのが悪いわけじゃないですよ。でも、あまりに陽が強すぎて極陽になると、ストレスがたまってイライラしてしまう。そういう見方で、自分の暮らしを考え直してみてはどうでしょうか。

そして生活の見直しで大事なのは食事だから、そこから始めたらどうかと思うわけです。子どもはアトピーとアレルギーで苦しんでいるし、大人は花粉症で苦しんでいます。それを治すには食事を変えるしかないんです。

高タンパク、高カロリー、高脂肪、高栄養の食事が本当に正しかったら、昔の人よりももっと元気で健康なはずではないですか？　ところが、現実はまったく逆で、赤ちゃんから老人まで病気持ちになっている。これはカロリー栄養学が邪《じゃ》食で邪《じゃ》道であることを、身をもって知らされているということではないですか。

幸せな人生は身近にあるものへの感謝から始まる

何度も言いますけれど、この宇宙はすべて陰陽で成り立っているんです。私たちの呼吸もそうですよ。吐いて吸う、これは陰陽です。海は一分間で十八回波を打ち、人間も十八回呼吸しています。人間は宇宙の摂理に包まれているから小宇宙なんですよ。だけど人間だけじゃなく、動物も草木も森羅万象すべてが小宇宙です。この光のシャワー、風のシャワー、すべてをいただきながら生かされていることに感謝できなかったら、人生を生きている意味もないですよ。

難あって有り難し、生き方のスイッチを変えるチャンスです。生活を低くして、握り飯に沢庵と味噌汁、時に山に野草を取りに行けば食べるに十分困らない。病気も治って元気になるんだから、いいことじゃないですか。お金で買う生活とは買わせられているわけですから、自然から遠く離れ、体も心も狂って病んでいく道筋なんです。考えてみてください。私たちは太陽の光にいくら払っていますか。山から湧き出る水にいくら払っていますか。おいしい空気から死ぬまで酸素をいただいているんです。ばあちゃんはいただくばかりの生活だから、毎日目が覚めたら感謝、感謝、感謝しかないですよ。

人間の一日も陰陽で、一日が一生です。朝が来れば目が覚めて陽の世界で活動する。夜が来たら眠りの陰の世界に入って、黄泉《よみ》の国、霊界に行く。その繰り返しでしょう。再び目覚める保証なんてどこにもないのに、朝また目が覚める。

それが嬉しくて家の中でなんかじっとしていられない。晴れの日は家にいないで、山の中で下草を刈ったり、燃料にする木の枝を拾い集めています。とにかく何かしら働いているんですよ。働いていたいんですよ。人間、体が本当に健康で心から感謝していたら、じっとしていられなくなりますよ。

今の日本人は自然とともに暮らすことをあまりにも忘れているでしょう。体は病気で苦しみ、感謝と感動ができない心になっています。私はおばあさんだから、世に出で「日本人を変えてやる」なんて思わないけれど、縁ある人たちに日本人の良さや知恵を継承して、一人でも多くの人が幸せに暮らしてくれたらいいなと思いますね。

ひえのスープ

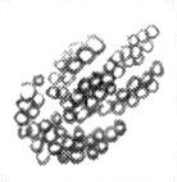

材料

ひえ	たまねぎ	れんこん	昆布だし	塩
こしょう	ごまペースト	油	水	

作り方

①ひえを水を４～５回かえてきれいに洗い、一日以上水につけておく。

②たまねぎをみじん切りにして、弱火で少し茶色になるくらいまで炒める。

③②の中にひえを入れ、焦げないように水を少しずつ垂らしながら20分程度炒める。

④③に昆布だし適量、れんこんをすりおろしたものを加え、ときどきかき混ぜながら20分程度炊いていく。

⑤ひえの煮え具合を見て、つぶつぶが残っていれば、さらに５～６分火にかける。

⑥塩適量、こしょう少々、ごまペーストを加え、最後に醤油を垂らす。

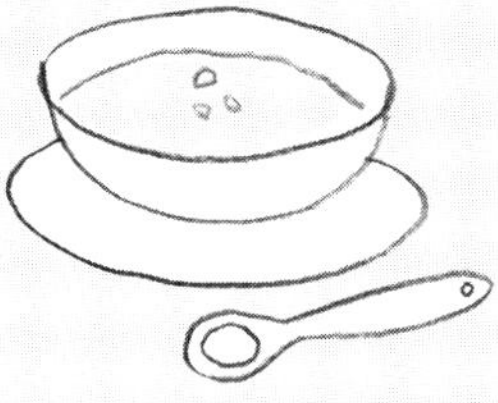

草もち

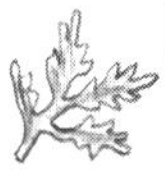

材料

ヨモギ	上新粉	湯	白玉粉
水	小豆	米飴	塩

作り方

①小豆は炊いて米飴と塩で煮る。冷めたら一口大に丸める。

②上新粉と湯と塩を入れて10分こね、白玉粉は水と塩を入れて10分こねる。二つを合わせてさらに10分こね、蒸し器で蒸す。

③ヨモギは茹でて水にさらし、絞って包丁で細かく刻んで、すり鉢でする。

④蒸し上がったもちをヨモギの入ったすり鉢に入れ、すりこぎでつき、小豆餡を包む。

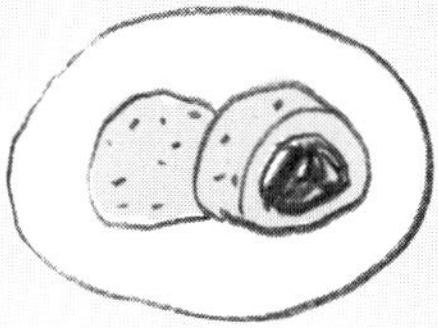

三つ葉の磯辺和え

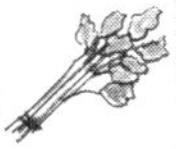

材　料

三つ葉　　板のり　　醤油

作り方

①三つ葉はさっと塩茹でにし、水にさらしてから、醤油と水を入れたボールにつけて灰汁抜きする（醤油洗い）。

②板のりは火であぶって香りを出し、細かくちぎって醤油に浸す。

③三つ葉を絞り、食べやすく切る。②に入れて、手で和える。

ヨモギのみそ汁

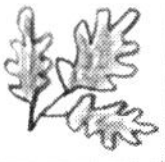

材　料

ヨモギ　　味噌　　昆布だし

＊春の新芽のヨモギで作ること。

作り方

①昆布は前もって土鍋やどんぶり茶碗につけておき、火にかけ、沸く直前に取り除く。

②新芽のヨモギは湯がかず、さっと洗い、細かく切る。

③①にヨモギを加え、味噌を入れ、すぐに火を消す。

野草キムチ・あさつき編

材料

あさつき	にんじん	大根	桜エビ	あみの塩辛
唐辛子	りんご	みりん	昆布茶	冷やご飯
白ゴマ	にんにく	ショウガ		

作り方

①にんにく・ショウガはみじん切り、りんごはすりおろす。

②大根・にんじんはあさつきに合わせてそれぞれ細切りにし、それぞれ別の容器に入れて唐辛子（粉）をまぶしておく。

③ゴマは土鍋で煎り、すり鉢でする。ゴマの中にあみの塩辛を入れて混ぜ、冷やご飯を加えて米の粒がなくなるまでする。

④③に昆布茶、①、煎った桜エビ、みりんを入れてキムチの元種を作る。

⑤元種に大根・にんじん・あさつきを入れ、手で和える。

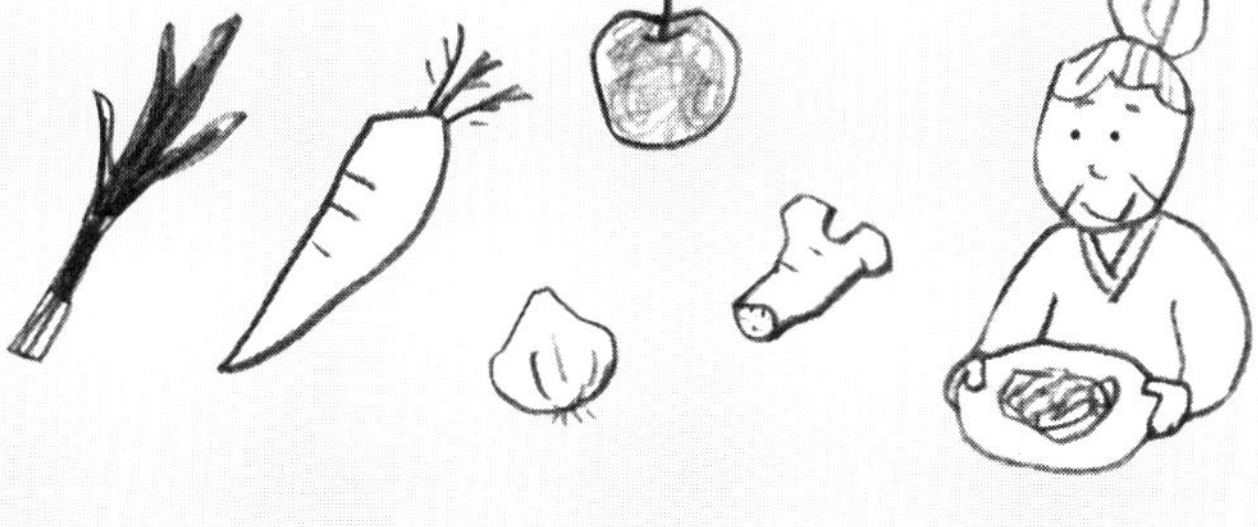

つくしの炒め物

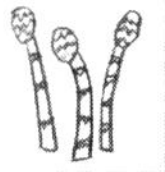

材　料

つくし　　塩　　醤油　　ゴマ油

作り方

①つくしはハカマを取り、ザルに入れ、さっと洗う。

②フライパンをカンカンに熱くし、ゴマ油をまわし入れ、つくしを手早く入れる。

③塩を一つまみ入れて箸で混ぜ、つくしがしんなりとして透きとおってきたら、醤油を入れて味をつける。

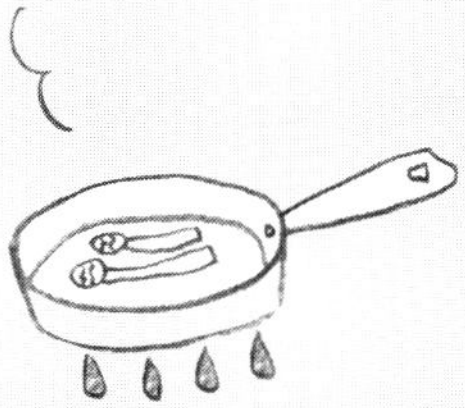

コゴミのペペロンチーノ

材料

コゴミ	にんにく	ショウガ	唐辛子
パスタ	こしょう	塩	オリーブ油

作り方

①にんにく、ショウガはみじん切り、唐辛子は種をとり、輪切りにする。

②コゴミは塩茹でにして水にさらし、１センチに切る。

③湯をたっぷり沸かし、塩をしっかり効かせてパスタを茹でる。

④フライパンを熱し、オリーブ油を入れ、①を弱火で炒め、コゴミを加え、塩をひとつまみ入れたらサッと炒める。パスタを入れ、塩・こしょうでしっかりと味を調える。

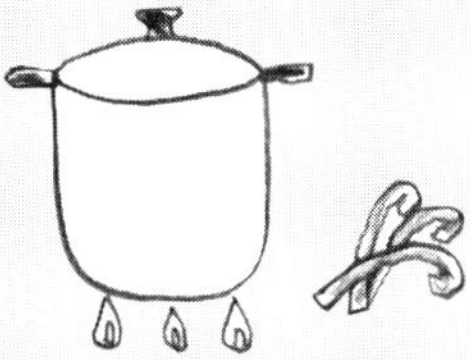

黒焼き玄米茶

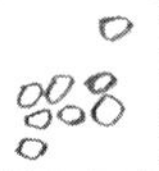

もみ殻付き玄米の黒焼きから作る黒焼き玄米茶は体温を上げ、骨の再生を促します。また、血液や細胞に活力を与え、消化器系も蘇るので、食欲がわいてきます。菌やウイルスの感染を防いだり、毒素や老廃物を排泄し、熱の殺菌効果もあるため、日頃から常飲するとよいでしょう。

材　料

玄米

作り方

①黒焼きした１カップの玄米に対して、水10カップを入れて煮出す。沸騰したら弱火にして、２センチほど下がるほど煮詰める。

②煮出したお茶をザルで漉して、別の器に入れる（一番煎じ）。

③再度、黒焼き玄米を２～３カップの水で10分ほど煮詰める（二番煎じ）。

＊一番煎じと二番煎じを足すと飲みごろの濃さになります。お茶の濃さはお好みで調整してください。

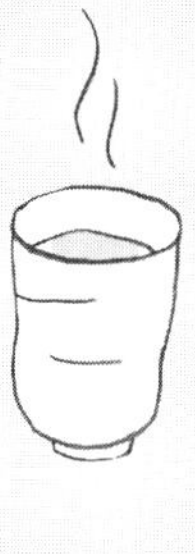

梅しょう番茶

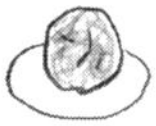

＋効能

心臓病、胃腸病、肝臓障害、血の道、冷え性等に特効あり。

材　料

梅干……………中１個
醤油……………小さじ１杯（好みによって量を変えても可）
ショウガ汁……２滴
番茶……………適量

作り方

①梅干の種をとり、湯呑にいれて練る。

②醤油を加えて、さらに練る。

③ショウガのおろし汁を落とす。

④熱い番茶を注いで飲む。

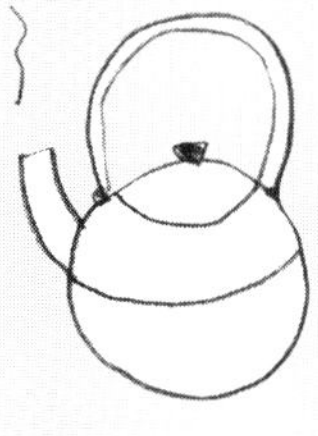

毒を吸い出す芋パスター

材料

皮をむいたサトイモ（白芋）
ショウガ（サトイモの１割の分量）

作り方

①サトイモの皮をむき、すりおろして、約一割のおろしショウガをまぜる（やけどにはショウガは不要）。

②同量の小麦粉をつなぎとして混ぜ、和紙の上で１～1.５センチの厚さに伸ばし、患部に直接貼りつける。

③ 動かないように包帯などで固定しておく。

＊４時間くらいで効果が表れます。病気によって、黒、茶色の毒素が肌の表面に吸い出されてきます。この毒素が消えるまでやってください。

＊かぶれやすい人は、ゴマ油を患部に塗っておくといいでしょう。

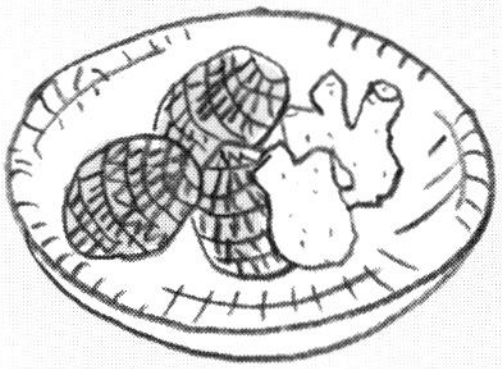

大根のすごい力

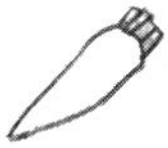

第一大根湯

＋効能

高熱（38℃以上）のときの解熱・発汗・利尿作用・前立腺肥大・慢性腎臓病・膀胱炎の人に効果的。

材料

大根おろし……盃３杯　　生姜おろし……盃少々
醤油……………１盃　　三年番茶………200cc

作り方

どんぶりに材料を入れて、熱い三年番茶を注ぎ、熱いうちに飲む。

第二大根湯

＋効能

尿の出が悪いときや動物性食品の取り過ぎによるむくみのあるときに飲む。

材料

大根おろしの汁……盃１杯
お湯………………盃２盃
塩…………………少々

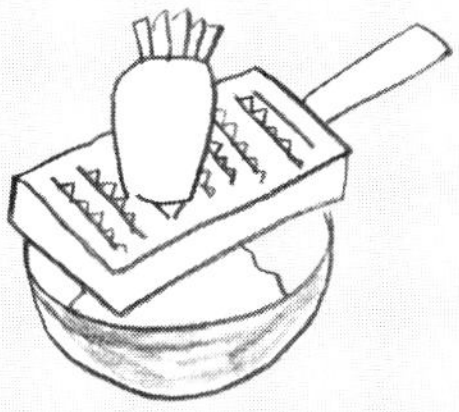

作り方

材料を鍋に入れて煮立てて熱いうちに飲む。

〈著者略歴〉

若杉友子（わかすぎ・ともこ）

1937年大分県生まれ。結婚後、静岡市で暮らしていたときに、川の水の汚れを減らす手作りみかん石けん運動などのさまざまなボランティア活動を行う。そのなかで、自然の野草の力に着目。食養を世に広めた桜沢如一の教えを学び、1989年、静岡市内に「命と暮らしを考える店・若杉」をオープン。そこで開いた料理教室は、またたく間に大人気となった。1995年、自給自足の生活を実践すべく、京都府綾部市の上林地区に移住。料理教室やセミナーなどで全国を駆けめぐり、陰陽の考えにもとづいた野草料理と、日本の気候風土に根ざした知恵を伝え続けている。著書に『若杉友子の野草料理教室』（若杉友子の本をつくる会）、『野草の力をいただいて』（五月書房）などがある。

体温を上げる料理教室

平成二十三年八月三十一日第一刷発行
平成二十五年五月二十日第九刷発行

著者 若杉 友子
発行者 藤尾 秀昭
発行所 致知出版社
〒150-0001東京都渋谷区神宮前四の二十四の九
TEL（〇三）三七九六—二一一一
印刷 ㈱ディグ 製本 難波製本
落丁・乱丁はお取替え致します。 （検印廃止）

ISBN978-4-88474-932-3 C0030
ホームページ http://www.chichi.co.jp
Eメール books@chichi.co.jp